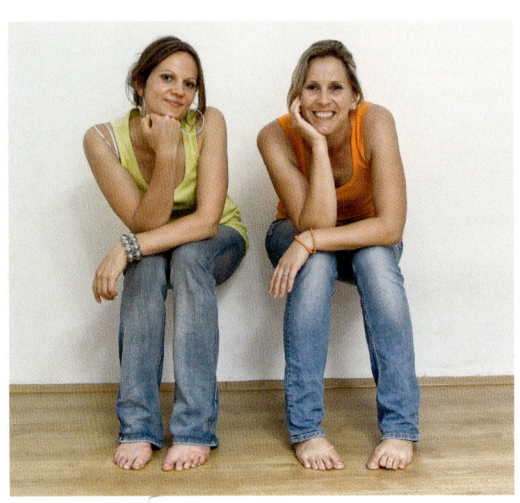

MAIKE EHRLICHMANN ist studierte Ökotrophologin, Fachrichtung Ernährungswissenschaft, und seit Jahren in der Ernährungsberatung tätig. Publizistische Erfahrungen sammelte sie u.a. durch ihre wissenschaftliche Mitarbeit an vier Büchern von Dr. Hans-Ulrich Grimm. Ihre Arbeit und Herangehensweise ist durch ihre Leidenschaft für gutes, ehrliches Essen und Ernährung geprägt. Mithilfe der Ehrlich Essen Methode trainiert sie Menschen zum selbstbestimmten und entspannten Essen, das zum Gleichgewicht führt. www.ehrlichessenmethode.de

SISSA WALLIN aus Schweden, ist seit über zehn Jahren als Beraterin für internationale Marken in den Bereichen Marketing, Werbung und Strategie tätig. Fundierte Erfahrungen sammelte sie in renommierten Agenturen wie Nude Brand Creation, London, oder Jung von Matt, München. In der Zusammenarbeit mit Maike hat Sissa einen Bereich gefunden, in dem sie ihr Werbewissen und ihr kreatives Ess-Engagement optimal platzieren kann – amüsantes Marketing für das Versorgen mit ehrlichem Essen.

EHRLICH ESSEN
MACHT SCHÖN

MAIKE EHRLICHMANN   SISSA WALLIN

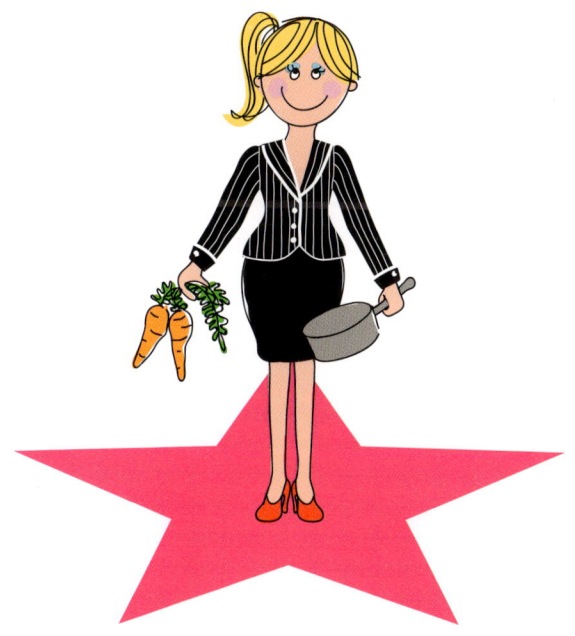

MINIMALER KOCHAUFWAND · OPTIMALE KÜCHENCLEVERNESS

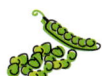 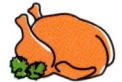 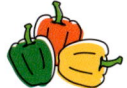 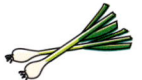

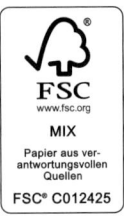

Verlagsgruppe Random House
FSC-DEU-0100
Das für dieses Buch verwendete
FSC®-zertifizierte Papier
Perigord Matt 1,1 liefert Condat,
Le Lardin Saint-Lazare, Frankreich

Originalausgabe 05/2012

Copyright © 2012 by Wilhelm Heyne Verlag, München
in der Verlagsgruppe Random House GmbH
Printed in Germany 2012
Gestaltungskonzeption: Sissa Wallin, Schweden
Umschlaggestaltung: Jonas Hilmersson, Kind of Blue, Helsingborg, Schweden
Fotografie: Elena Bojadzieva
Illustrationen Stella-Figur: Sanna Leo, Virestad, Schweden
Sonstige Illustrationen: Martina Bernhardt, Haar
Satz: Katharina Schweissguth, München
Druck und Bindung: OAN, Zwenkau
ISBN: 978-3-453-65021-3

www.heyne.de

INHALT

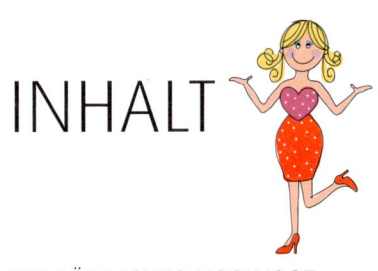

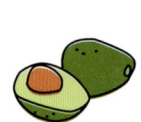
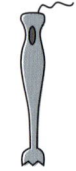
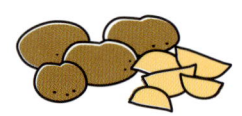
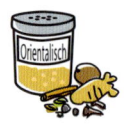
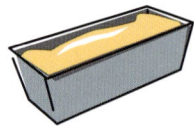

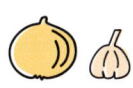
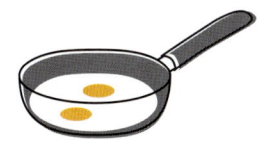
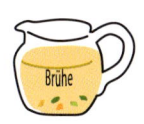
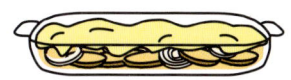

PERSÖNLICHES VORWORT

Wir sind Frauen und auch wir wollen schön sein, nicht nur jetzt, sondern immer. Wir denken, fast alle Frauen machen sich auf ihre Art Gedanken um ihr Aussehen und versuchen, etwas dafür zu tun. Beruflich und privat erleben wir, dass das Essen dabei eine zentrale Rolle spielt. Vorgelebt von Stars und angeleitet von Ernährungsregeln aller Medien geht es allerdings meist darum dünn, dünner oder am dünnsten zu werden. Zu oft wird fokussiert, was man *nicht* essen soll, oder was man *nur noch* essen soll.

Sich normales Essen zu verbieten ist bewiesenermaßen Unsinn. Derartig überkomplizierte Gedanken und Beziehungen zum Essen bringt Ehrlich Essen wieder in Harmonie. Ehrlich bedeutet in diesem Buch: aufrichtig, unverdorben, so nah an der Natur wie möglich, ohne jegliche Zusatzstoffe und ohne versteckte Hintergedanken oder Manipulationen. Also: Bloß keine Angst vorm Essen.

Unsere wissenschaftlichen Recherchen haben unseren Standpunkt bestärkt: Wer schön sein will, muss essen! Für die Schönheit essen bedeutet, sich zu nähren und zu versorgen! So wie wir uns von außen mit einer reichhaltigen Creme oder einer aufbauenden Haarkur pflegen, müssen wir es auch von innen tun. Nur über das Essen können wir unserem Körper alle nährenden Stoffe in der Tiefe zur Verfügung stellen, damit er sich von innen nach außen so schön machen kann, wie es eben geht.

Neuere Forschungsgebiete des Essens zeigen, dass viele Lebensmittel sich gegenseitig perfekt ergänzen und dabei Wechselwirkungen freisetzen, die den Körper unterstützen und auch die Schönheit fördern. Es besteht also gar kein Krieg zwischen Kohlenhydraten und Fetten oder Eiweiß. Weder ist die Kartoffel böse, noch die Sahne oder das Ei. Ganz im Gegenteil, sie sind alle beste Freunde mit dem Broccoli! Untereinander umarmen sie sich und wirken noch toller zusammen, sagt auch die Wissenschaft! Ehrliche Lebensmittel sind einfach großartig. Alle!

Selbstverständlich geht es um ein ausbalanciertes Verhältnis zwischen den Lebensmitteln, bestimmt wird dies allerdings durch individuelle Bedürfnisse, genetisch bedingt etwa oder durch den Lebensstil. Ganz sicher lassen sich solche individuellen Bedürfnisse nicht statistisch in Kalorien oder Nanogramm Vitamin berechnen. Unsere berufliche Erfahrung zeigt, am erfolgreichsten ist es, mit dem individuellen und intuitiven Appetit zu arbeiten. Nur so wird das Essen exklusiv angepasst – wie ein maßgeschneidertes Cocktailkleid!

Wir bestehen auf das Beste aus unserem täglichen Essen. Und wie sich dessen phantastische Beautystoffe in einen schmackhaften Alltag zaubern lassen, zeigen wir in diesem Buch. Und zwar in ein Leben, in dem wir uns auf berufliche und private Entwicklungen konzentrieren wollen – nicht ständig übers Essen nachdenken. Für die wissenschaftlichen Fakten haben wir schon lange recherchiert, noch aufwendiger war es aber, eine Formel zu finden, die all das praktisch umsetzt. Wir haben uns also einmal gründlich und mit geballter Kraft unser beider Professionen den Kopf zerbrochen, um eine alltagstaugliche Struktur in Planen, Einkaufen und Kochen zu bringen. Das herrliche Ergebnis unserer Suche nach Schönheit ist, dass unsere eigene neue Küchencleverness uns jetzt jede Menge Zeit und Arbeit erspart – nie war Kochen logischer, einfacher, billiger, sorgloser und schöner!

Wir sind sicher, der nächste Trend fordert selbstbestimmtes Essen, das unsere tatsächlichen Bedürfnisse erfüllt und damit die zeitlose Schönheit wirklich nähren kann. Wir wollen uns selbst und alle anderen Frauen inspirieren, sich zu versorgen. Damit wir nicht nur schöner, sondern auch ein Stück zufriedener sein können. Daher bitten wir die Beautystoffe zu Tisch und lassen sie täglich auf alle Dimensionen unserer Schönheit wirken: auf Zellebene, im Gehirn und auf die äußere Erscheinung. Sich jeden Tag entspannt schön zu essen ist die beste lebenslange Schönheitspflege, die wir uns überhaupt vorstellen können!

Maike & Sissa & Stella

EHRLICHKEIT UND ESSEN

★ Ehrliche Lebensmittel übermitteln ehrliche Botschaften an das Gehirn und informieren den Körper über ihre Inhaltstoffe. Sie sind die Grundlage für einen intuitiven und ehrlichen Appetit. Ehrliche Lebensmittel sind solche, die von der Natur hergestellt werden oder zumindest schon in der Langzeitstudie »Menschheit« getestet sind. Dazu zählt nichts, was man vor 200 Jahren nicht auch schon als Essen bezeichnet hätte.

★ Ehrlicher Appetit vermittelt, was der Körper an Nahrung wirklich will und gerade braucht. Künstliche Zusatzstoffe und Aromen, aber auch Diättrends und Werbung stören den ehrlichen Appetit. Ist der gesunde intuitive Appetit gestört, muss er wieder trainiert werden.

★ Ehrlicher Rat, der offen und objektiv mit Wissenschaft umgeht, ist gefragt, denn eine absolute Wahrheit über *das* gesunde Essen kann auch die Wissenschaft nicht benennen. Das »System« Essen ist zu komplex, um in Analysen erfasst zu werden, und die Gesundheit hängt von zu vielen Faktoren ab, als dass sich gesunde Ernährung über Nährwertempfehlungen in Nanogramm pro Tag vermitteln ließe. Die individuelle Lösung und das perfekte Versorgungsmodell steckt in jedem gesunden Körper selbst.

Sieh zu, dass du ein ehrlicher Mensch wirst,
denn damit sorgst du dafür, dass es einen Schurken
weniger auf der Welt gibt.

Thomas Carlyle

STELLA?

Wir wollen hier kurz Stella vorstellen. Stella ist die Topfträgerin dieses Buches, und sie ist eine Frau, so normal und echt wie normale Frauen nun mal sind. Sie fühlt sich aber nicht langweilig oder unzufrieden. Nein, im Gegenteil. Stella ist glücklich und liebt es, normal zu sein!

Stella macht das Beste aus allem – und so versorgt sie sich auch. Sie gibt ihrem Körper alles, was er braucht, denn sie weiß genau, ohne optimale Nahrung, Bewegung und guten Schlaf kann sogar sie schreckliche Laune bekommen und unzufrieden mit sich sein…

Stella ist es sich wert, sich rundum zu pflegen. Sie weiß, dass sie gut essen muss, um von innen nach außen zu strahlen und ihre Schönheit maximal entfalten zu können. Denn obwohl sie es nie zugeben würde, ist sie schon eitel. Sie will täglichen Schönheitsschutz und das ein Leben lang. Darum liebt sie Essen, das nicht nur ihren Körper nährt, sondern auch ihre Schönheit. Eine Herausforderung in Stellas Alltag ist es, das tägliche Essen mit minimalem Aufwand zu meistern. Sie hat lange nachgedacht, wie das am einfachsten geht, und ihre eigenen Tricks und Strukturen entwickelt. Seitdem ist Kochen und Essen für sie fast immer reinste Freude.

Weil Stella gern andere Menschen glücklich macht und mit ihrer guten Laune ansteckt, präsentiert sie hier ihre Rezepte und teilt ihr neues Wissen. Doch vorher wollen wir noch auf ein paar Seiten erklären, was hinter Stellas Konzept steckt, das auf Ernährungswissenschaft, Ernährungspsychologie und Erfahrung basiert.

DAS THEMA ESSEN

Erkenntnisse der Ernährungsforschung weisen immer deutlicher darauf hin: Das Essen, also die Nahrung an und für sich, ist perfekt – wie wir damit umgehen ist nicht perfekt!

Künstliche Zusatzstoffe, Süßstoffe, Geschmacksverstärker, Farbstoffe, auch Aromen und stark verarbeitete Lebensmittel tricksen das System von Appetit und Hunger aus. Es wird immer schwieriger, zwischen zusatzstoffhaltigen, hoch verarbeiteten Produkten und normalem, ehrlichem Essen zu unterscheiden. Selbst herkömmliches Brot steckt oft voller Zusatzstoffe. Auch Werbung und bestimmte Ernährungsempfehlungen im Übermaß irritieren die körpereigenen Signale. Zwischen den Empfehlungen verschiedener Ernährungsstile und -trends gibt es einen enorm verwirrenden, eigennützigen Wettbewerb. Oft nutzen sie isolierte Erkentnisse aus der Wissenschaft als stark vereinfachte Kernbotschaft, sodass nur ein Bruchteil der wissenschaftlichen Aussage erfasst wird. Selbst offizielle Ernährungsempfehlungen beruhen überwiegend auf Expertenmeinungen statt auf der Evidenz wissenschaftlicher Daten.

Solche Faktoren stören also die tägliche Kommunikation zwischen Hunger, Appetit, Essen und Körper. Sie erschweren die Auswahl des Essens und setzen unsere Intuition und unser Selbstbewusstsein, genau das zu essen, was wir brauchen, außer Kraft.

Falsche Ratschläge können dazu führen,

★ dass die Menschen verunsichert werden und nur noch wenige unverkrampft über ihre Nahrungsauswahl und -menge entscheiden können.

★ dass die Menschen sich im besten Fall »nur« Gedanken darüber machen, welche Lebensmittel sie nach den neuesten Ernährungstipps essen dürfen. Im schlimmeren Fall werden sie essgestört. Epidemiologische Untersuchungen hierzu zeigen, dass überkompliziertes und krankhaftes Essverhalten zunehmend zu einem Problem in unserer Gesellschaft wird.

★ dass die Menschen den positiven Zugang zum normalen Essen verlernen.

★ dass die Menschen das 1 mal 1 des Kochens verlernen.

★ dass wenig essen und extremes Dünnsein sozial besser angesehen werden, als Normalität beim Essen und in der Körperform.

★ dass das Selbstbewusstsein beim Essen durch den Druck, fremde Vorgaben zu erfüllen, sinkt.

ESSEN UND WISSENSCHAFT

Wir sind für Wissenschaft – dieses Buch basiert auf Ergebnissen wissenschaftlicher Untersuchungen – erkennen aber deren Grenzen und sehen einige Probleme in der Umsetzung von Wissenschaft in unseren Essalltag:

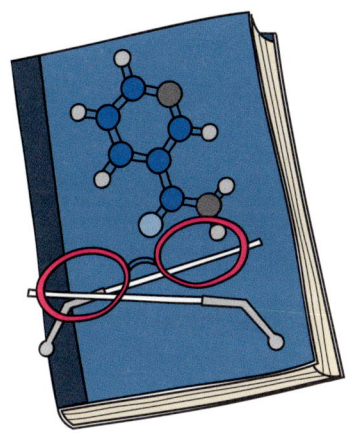

Naturwissenschaftliche Erkenntnisse reichen (noch) nicht für eine konkrete Vorgabe, wer genau wie viel von welchem Lebensmittel essen soll. Mengenangaben in Ernährungsempfehlungen sehen sicher sehr exakt aus, berücksichtigen aber nicht die unterschiedlichen Voraussetzungen eines jeden in Bezug auf Körper, Geschlecht, Alter und Lebensstil. Viele Menschen wollen zwar exakte Vorgaben zu den Lebensmittelmengen und Dosierungen der Nährstoffe – ähnlich wie sie es von der Dosierung der Medikamente gewohnt sind. Essen ist aber kein Medikament, sondern alltäglich und lebensnotwendig, wie zum Beispiel Sauerstoff – und wir schlucken ja nun auch keine Sauerstoffpillen statt zu atmen …

Objektive Wissenschaft ist immer um die Wahrheit bemüht. Bei der »Übersetzung« in Empfehlungen können aber Ungenauigkeiten entstehen, denn Durchschnittswerte und Pauschalisierungen sowie andere Verzerrungen in der Auswertung der Daten lassen sich kaum vermeiden. Wird Wissenschaft in populäre Medien übersetzt, entwickeln und verbreiten sich oft neue »Wahrheiten«, die wissenschaftlich nicht mehr stimmen.

Wir sind sicher, die Zukunft des Essens ist viel individueller, als allgemeingültige Mengenempfehlungen es vermitteln können. Und deshalb wollen wir an den Grundvoraussetzungen von gutem Essen arbeiten und den Alltag mit einer Vielfalt an Lebensmitteln und Nährstoffen bereichern, statt uns an unwirksamen Details aufzuhalten. Die Ernährungswissenschaft beginnt gerade erst staunend die Kombinationseffekte des komplexen Systems Essen zu erforschen, und die Zukunft wird uns vermutlich noch völlig unbekannte Dimensionen der Kräfte und Magie des Essens offenbaren. Der Gedanke, Nährstoffe isoliert zu betrachten, wird dann sicher überholt sein. Bis es so weit ist, halten wir es für die aufrichtigste Lösung, sich mit ehrlichem Essen in großer Vielfalt zu versorgen und den Körper das Beste auswählen zu lassen.

EHRLICH ESSEN METHODE

Auch wenn dieses Buch im Hauptteil locker und lustig über das Thema Essen sprechen wird, stecken dahinter ernsthafte Überlegungen. Obwohl die fröhliche Stella mit Lebensmitteln befreundet ist (wie später im Buch erklärt) und sie für ihre Schönheit isst: Sie ist nicht verrückt. Die Basis für Stellas Konzept ist die Ehrlich Essen Methode von Ernährungswissenschaftlerin Maike Ehrlichmann.

Diese Methode ist die Konsequenz aus acht Jahren Arbeit in Ernährungsberatung und Ernährungsjournalismus, entwickelt in einem regen und reflektierten Austausch zwischen beiden Berufsfeldern, immer mit starkem Bezug zur aktuellen Wissenschaft. Sie basiert auch auf der Erfahrung aus mehr als 1000 Ess-Schicksalen, miterlebt und begleitet in Einzelberatungen und Seminaren. Die Ehrlich Essen Methode arbeitet bewusst darauf hin, das Verhältnis zum Essen zu entspannen und zu normalisieren. Lebensmittel auszuwählen und vorzubereiten soll weder Stress noch Ängste verursachen. Sich zu versorgen heißt, sich selbst zu lieben, auf allen Ebenen.

Die Ehrlich Essen Methode arbeitet mit dem Menschen und seinem Essen. Ein zentraler Fokus liegt dabei auf Hunger und Appetit – die Appetitharmonie – und wie man diese Körperbotschaften bewusster und intuitiver wahrnehmen kann; ergänzt durch das Wissen, wie man Signalstörer im System von Appetit und Hunger entschärft. Bisher bekannte Störfaktoren sind künstliche Aromen und Zusatzstoffe, Werbebotschaften und allgegenwärtige Darstellungen von Essen und Ernährungsprodukten, aber auch gewisse Ernährungsempfehlungen. Wir können sie nicht ausschalten, sie sind überall und wir können sie nicht kontrollieren. Aber, wir können lernen, besser damit umzugehen und uns bewusst mit den richtigen, ehrlichen Signalen zu umgeben.

Die zweite Ebene ist die Auswahl an Lebensmitteln, die der Esser kennt und regelmäßig isst, der sogenannte Foodhorizont. Ohne ihn kann der Körper sich selbst nicht intuitiv helfen, denn es mangelt ihm sozusagen an Wörtern, mit denen er seine Bedürfnisse dem Kopf beschreiben kann. Man kann nur Appetit auf etwas haben, das man kennt.

Auf der dritten Ebene fokussiert die Ehrlich Essen Methode die Fähigkeit, sich möglichst immer und überall das Essen zu besorgen, was einem guttut – das ist Stellas Küchencleverness. Denn wer nicht planen, einkaufen und kochen kann, macht sich sicher keinen Pfannkuchen, auch wenn der Appetit noch so dringend darum bittet.

Die Ehrlich Essen Methode sagt: Iss was du willst. Und mit ihren drei Ebenen Appetitharmonie, Foodhorizont und Küchencleverness zeigt sie uns Wege und Techniken, die unser intuitives Wissen über das Essen erhalten oder es uns wieder erlernen lassen. Die Ehrlich Essen Methode trainiert die selbstbestimmte Antwort auf die Frage: »Was will mein Körper wirklich essen?«

Appetitharmonie – die intuitive Ebene

Appetit ist etwas Wunderbares! Er sagt uns, was der Körper essen möchte. Und der Hunger vervollständigt diese Information, indem er uns sagt, wann der Körper essen möchte und wie viel. Die beiden sind unsere persönlichen Ernährungsberater von innen, individueller geht es nicht. Unser Körper sendet diese Signale ans Gehirn, und die Sprache, die er dafür benutzt, besteht aus der Vorstellung von Essen, Lebensmitteln und Gerichten.

Wir haben heute den Luxus sagen zu können: Iss nur, wenn du Hunger hast, und iss nichts, was dir nicht wirklich schmeckt. Das könnte der direkteste Weg sein, um im Überfluss des Essens gesund zu überleben. Bei vielen Menschen ist allerdings das Vertrauen in Appetit und Hunger gestört. Kopfentscheidungen überlagern das »Bauchgefühl«. Die Ursachen dafür sind vielfältig: Werbung für Essensprodukte verführt uns psychologisch; Ernährungsempfehlungen geben immer neue, sich zum Teil widersprechende Anweisungen, was wir essen sollen; Zusatzstoffe, stark verarbeitetes Essen oder auch dauerhaftes Missachten der inneren Signale können das Kommunikationssystem von Appetit und Hunger durcheinanderbringen; und Stress löst bei vielen von uns ein verstärktes Hungersignal aus – auch der Stress, über das richtige Essen nachzudenken! Viele haben das Gefühl zufriedenen Sattseins verlernt, und wenige wissen noch, wie wichtig es für die gesunde harmonische Ernährung ist.

Die Ehrlich Essen Methode stellt die Kommunikation mit Appetit und Hunger so dar: Der Körper hat einen Bedarf an einem Nährstoff und aus Ess-Erfahrungen gelernt, dass er diesen Nährstoff von einem bestimmten Lebensmittel bekommen kann. Dieser Zusammenhang ist sozusagen abgespeichert. Wenn der Körper beispielsweise nach Omega-3-Fetten verlangt, bittet er per Appetit nach Walnüssen (falls er Walnüsse jemals gegessen hat). Möchte er bestimmte Eiweiße, kommt vielleicht der Appetit auf Kartoffeln mit Quark. Rufen die Zellen nach speziellen antioxidativen Schutzstoffen, etwa den sogenannten Phenolen, dann taucht vielleicht eine herrliche Lust auf würzigen Boskopapfel auf. Auch für Stoffe, die die Wissenschaft noch nicht im Labor entdeckt hat, kann der Körper dieser Theorie zufolge bereits eine Lösung einprogrammiert haben. Er braucht keinen wissenschaftlichen Beweis dafür, dass es den Stoff gibt und dass er wirkt. Unser Körper ist so komplex und intelligent, er hat dieses Wissen über Generationen gelernt und gespeichert, und wenn wir es nicht unterdrücken, wird es einfach bei jedem Essen aktiviert. Folgen wir diesem ehrlichen intuitiven Appetit, müssen wir uns gar nicht mit Dingen wie Nährstoffebene, Gesundheit in Nanogramm und komplizierten wissenschaftlichen Begriffen auseinandersetzen.

Problematisch wird es erst bei Unter- und Fehlprogrammierungen. Wenn der Körper nur Käsebrot kennt, Sushi oder Tiefkühlpizza, dann kann er eben bei jedem Nährstoffbedarf nur danach verlangen, und nur diese Lebensmittel werden vom Hirn verstanden. Sind durch Werbung und mediale Verbreitung bestimmte Gerichte oder Lebensmittel überbetont, hört der Körper nicht auf sich selbst, sondern vertraut intuitiv auf diese starken künstlichen Eindrücke. Denn der Appetit hat Probleme, zwischen richtigen Blaubeeren im Wald und den Blaubeeren auf der Verpackung des Billig-Desserts zu differenzieren. Sie sehen ja beide lecker aus. Nur unser Verstand weiß in einem solchen Fall, ein Blau ist ehrlich, das andere falsch...

Es gibt aber keinen Grund zur Verzweiflung. Wir können intelligenter sein als die Störfaktoren und uns selbst bewusst »gegenprogrammieren«. Die Ehrlich Essen Methode arbeitet daher gezielt mit einer Vielfalt von Lebensmitteln und Geschmacksrichtungen und erweitert auf diese Weise Stück für Stück unseren Foodhorizont.

Foodhorizont – die intellektuelle Ebene

Appetit, Hunger und Sattsein sind also Signale, durch die der Körper mit dem Gehirn über seine Wünsche und seinen Bedarf intuitiv kommunizieren kann. Wie in der gesprochenen Sprache auch, kann der Körper nur die Wörter nutzen, die er gelernt hat. Der Foodhorizont ist ein Maß für diesen Lebensmittel-Wortschatz, mit dem Körper und Kopf miteinander kommunizieren. Wie in einer Sprache, kann man einen kleinen Wortschatz haben = der Körper kennt wenige Lebensmittel, oder eben einen großen Wortschatz = der Körper kennt viele Lebensmittel. Manchmal kennt man auch die falschen Wörter in einer Sprache – kann beispielsweise nur fluchen, nicht aber nach dem Bahnhof fragen.

Die Ehrlich Essen Methode stellt sich das so vor: Der Körper lernt im Laufe des Lebens verschiedene Lebensmittel kennen, und das Gehirn speichert Informationen über deren Inhaltsstoffe zusammen mit Aussehen, Farbe, Textur, Geruch und Geschmack ab. Bei Nährstoffbedarf sucht der Körper in dieser Wortschatz-Datenbank und bekommt Appetit auf das richtige Lebensmittel. Hat der Körper aber einen zu geringen Wortschatz, kann er nicht angemessen mit dem Gehirn kommunizieren und muss immer nach dem gleichen Essen fragen. Kennt der Körper zu wenig Lebensmittel oder nur solche, die arm an Nährstoffen sind, kann der Körper sich nicht optimal versorgen. Sowohl kurzfristig als auch langfristig. Je größer aber der Wortschatz, desto größer ist die Wahrscheinlichkeit, dass der Körper die notwendigen Stoffe darin finden kann.

Spricht man eine Sprache lange Zeit nicht, vergisst man viele Wörter. Das Gleiche gilt für den Lebensmittel-Wortschatz: Wörter, die weiter vorne im Bewusstsein abgespeichert sind, werden auch häufiger benutzt. Das ist die intellektuelle Aufgabe des Foodhorizonts. Die Ehrlich Essen Methode arbeitet damit, sich bewusst mit vielen verschiedenen Lebensmitteln und Geschmackseindrücken zu versorgen. Je größer der Lebensmittel-Wortschatz des Körpers, desto wirkungsvoller kann der intuitive Appetit wirken. Aber keine Sorge: Variantenreich essen bedeutet hier nicht, dass man exotisches Essen fern der geographischen Region suchen muss, eingelegte Heringe sind genauso gut wie Sushi.

Dem aktuellen Stand der Wissenschaft zufolge gibt es keinen Grund, irgendwelche ehrlichen Lebensmittel vom Speiseplan zu verbannen. Sie sitzen wie die Ritter alle an einer Tafelrunde, und keiner steht vor den anderen. Trotz aller Anti-Kohlenhydrat-Kampagnen kann Stella also Kartoffeln essen, wann immer sie Lust darauf hat.

Selbst bei einer konsequenten Programmierung der inneren Datenbank kann der Wortschatz durcheinander geraten. Äußere Signalstörer beeinflussen aber auch den Foodhorizont alltäglich. Lebensmittel, die durch Werbeversprechen und farbenfrohe Verpackungen vermarktet werden und sich so in den Lebensmittel-Wortschatz hineindrängen, obwohl sie hier nicht hingehören. Auch Ernährungstrends – vermittelt in Form von Büchern, Artikeln und Ratschlägen – überbetonen bestimmte Lebensmittel-Wörter, die dann ganz vorn im Bewusstsein landen.

Die Ehrlich Essen Methode erweitert den Foodhorizont, trainiert den Lebensmittel-Wortschatz und schafft so eine optimale Basis für den gesunden Appetit. Um solches Essen effektiv in den jeweiligen Alltag zu bringen, hat die Ehrlich Essen Methode auch eine dritte und praktische Ebene entwickelt, die Küchencleverness.

Küchencleverness – die praktische Ebene

Ohne Kochen bleibt auch die Ehrlich Essen Methode nur graue Theorie. Daher liegt der Fokus der dritten Ebene, der Küchencleverness, auf der Praxis. Die Küchencleverness umfasst alle Fähigkeiten, die nötig sind, um sich eine Mahlzeit zuzubereiten oder anderweitig mit Essen zu versorgen.

Es geht darum, in Mahlzeiten zu denken, zu planen; um Zeitmanagement und Einkauf und letztlich um das Kochen selbst. Die Ehrlich Essen Methode vermittelt nicht einfach Rezepte, sondern vorverdautes Kochwissen. Nach einem einzigartigen Kochkonzept lernt man, die Essenz des Essens zu erkennen und sich selbst Rezeptvariationen oder ganz neue Gerichte auszudenken. Die Rezeptstruktur ist auf maximalen Genuss angelegt, den man durch minimalen Kochaufwand erreicht, die Logistik durchdacht. Denn wirklich Zeit kostet nicht die Zubereitung, sondern das Über-das-Kochen-Nachdenken.

Küchencleverness ist die absolute Grundvoraussetzung, um sich mit ehrlichem Essen zu versorgen und dabei dem ehrlichen Appetit zu folgen. Und die Arbeit auf dieser Ebene bringt den direktesten Belohnungseffekt mit sich: leckeres Essen, das den Körper ehrlich von innen nach außen versorgt und mit dem man Frieden schließen kann. Das macht Spaß. Und weil sich Foodhorizont und Appetitharmonie mit jedem Rezept vergrößern, ensteht schnell Lust auf mehr. Darum war es für uns logisch, die Ehrlich Essen Methode in diesem Buch erst einmal mit einer guten Portion Küchencleverness zu vermitteln, statt sie ausführlich theoretisch und mit wissenschaftlichen Studien belegt zu diskutieren.

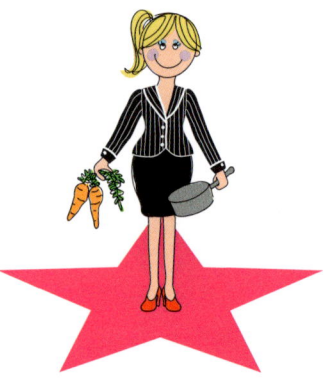

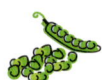 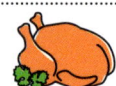  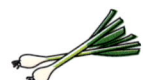

SCHÖNHEIT

Das waren also die drei Ebenen der Ehrlich Essen Methode. Doch aus welchem Grund ist Stella so begeistert davon? Ganz einfach: Ehrlich Essen macht schön. Nur schön? Nein! Aber Schönheit ist für Stella zurzeit die größte Motivation, sich gut zu versorgen. Und sie weiß: Das Thema Schönheit und Schön-sein-Wollen betrifft sie und ihre Freundinnen auf unterschiedlichste Art und Weise und ist immer und überall präsent – auch wenn es nicht jede gern offen zugibt. Schließlich leben wir in einer Gesellschaft mit Medien-, Mode-, Kosmetik- und Werbebotschaften, die unseren Fokus immer wieder auf das Schönsein richten. Stella nutzt Ehrlich Essen als einen wundervollen Weg, sich tagtäglich gut um sich und ihr Aussehen zu kümmern. Inzwischen zeigt sogar die Wissenschaft, dass gut ernährte Zellen schöner sein können. Und Stella findet, die äußere Schönheit von innen mit ehrlichem Essen zu versorgen, ist die beste und billigste Beautypflege, die es gibt.

Unsere Definition von Schönheit

Es gibt keine universelle Definition von Schönheit. Sie ist bei jedem anders. Sie ist ganz individuell und kommt sehr vielfältig vor. Zum Glück wissen intelligente Frauen, dass schön und sexy in allen möglichen weiblichen Formen existiert, von schlank bis kurvig. Und jeden Tag kommen wissenschaftliche Studien an die Öffentlichkeit, die dieses neue, aber vollkommen normale Schönheitsideal unterstützen. Heute weiß die Wissenschaft, dass normal gesund ist. Normal ist, wenn der Körper keinen Mangel an Energie oder Nährstoffen hat, aber auch nicht überversorgt wird. Ein normaler Körper findet ein optimales Gleichgewicht zwischen Nahrung und Energie. Und das ein Leben lang. Ohne Diät zu halten.

In diesem Buch konzentrieren wir uns auf gesunde Schönheit und wenden uns von ungesunder ab. Denn gesunde Schönheit ist in unseren Augen attraktiv und sexy. Sie ist das Leitbild für mentales und körperliches Wohlbefinden – das wohl beneidenswerteste Outfit auf dem roten Teppich. Und weil sie nicht flach ist wie die Werbeanzeige einer Zeitschrift, sondern viele Ebenen hat, kann man Schönheit nur in 3-D beschreiben.

Schönheit in 3-D

Schönheit auf Zellebene (1. Dimension)

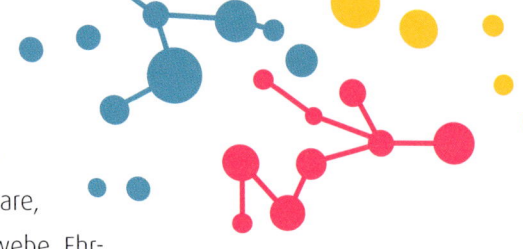

Gut ernährte, gesunde Zellen bilden einen gesunden und knackigen Körper. Sie sind die Voraussetzung für schönes Gewebe, auch bekannt als: strahlende Augen, glänzende Haare, feste Nägel, reine Haut und straffes Bindegewebe. Ehrliches Essen liefert Bausteine für schöne Zellen und sichert damit ihre optimale Versorgung.

Die richtigen Fette aus ehrlichem Essen machen beispielsweise Zellmembranen schön elastisch und die Haut geschmeidig; Mineralstoffe unterstützen die Feuchtigkeitsbalance; Anti-Aging-Stoffe erhalten Zellen jung. Die Liste ist unendlich, und das Beste ist, solche Substanzen finden sich in unzähligen Lebensmitteln. Zu alledem kommt ihr natürlicher und kostenloser Detox-Effekt: Wenn es den Entgiftungsorganen, etwa den Leberzellen, gut geht, können Stoffwechselgifte besser ausgeschwemmt werden.

Schönheit im Gehirn (2. Dimension)

Ein gut ernährtes Gehirn macht schön. Die Wissenschaft ist sich einig: Essen beeinflusst das Gehirn und umgekehrt. Nur wenn wir uns gut versorgen, kann die Kommunikation zwischen Kopf und Körper reibungslos funktionieren. Dann sind wir konzentriert und zugleich ausgeglichen, clever und entspannt. Dann haben wir Kraft für Charme und Freude. Wir sind dann nicht nur von außen schön und sexy, sondern fühlen uns auch von innen heraus so.

Das Gehirn braucht Balance zwischen Energie, Nahrung und den richtigen Stoffen, welche die Steuerungsprozesse unterstützen und komplexe Abläufe starten, durchführen und beenden. Wertvolle Fette helfen hier genauso wie bestimmte Kohlenhydrate. Bekannte Beispiele für Harmonie-Hormone im Gehirn sind das Melatonin für den Schlaf oder Serotonin für das Glücksempfinden. Ist das Gehirn unterversorgt, entsteht der typisch verkrampfte »Magersucht-Look«. So wird die alltägliche Mischung von unterernährter Erscheinung, Gereiztheit, Nervosität und Unsicherheit genannt – direkte Folgen von schlechtem Schlaf, Energie- und Nährstoffmangel. Übrigens können auch Übergewichtige in gewisser Weise unterversorgt sein.

Schönheit von außen (3. Dimension)

Ja, wir sind auch oberflächlich und eitel, aber wir denken, in einem gesundem Maße.
Natürlich sind glänzende Haare, knackige Haut, ein frischer Teint und strahlende Augen
anziehend und schön, weil sie gesund sind! Wahre Ästhetik ist weder plakativ noch flach,
sondern gleicht einem Parfum von echter Harmonie und Ausstrahlung. Sie baut 100-pro-
zentig auf den vorigen Dimensionen *Schönheit auf Zellebene* und *Schönheit im Gehirn*
auf. Äußere Schönheit ergibt sich ganz natürlich, wie ein freundlicher Nebeneffekt, wenn
diese beiden Dimensionen vorhanden sind. Das absolut Wunderbarste: Diese echte äußere
Schönheit ist vollkommen zeitlos und individuell angepasst. Sie folgt uns durch das Leben
wie ein treuer süßer Chihuahua. Diese Schönheit hält und hält und hält. Und mit ein bisschen Mascara, Rouge und Lippenstift, sind wir nicht nur mit 20 die heißesten Schnecken
am Strand, sondern strahlen auch noch mit 90 im Altersheim.

Schönheit und Schlaf

Schönheit entfaltet sich in allen drei Dimensionen erst komplett im Zusammenspiel mit
dem Wundermittel Schlaf! Ein schwedisches Team aus Psychologen und Medizinern hat
im vergangenen Jahr sogar bewiesen: schlafen macht attraktiv. Nach acht Stunden Schlaf
sahen die Menschen in der Studie einfach besser aus. Ob Dornröschen deswegen so wun-
derschön war, als der Prinz sie fand?

Schlaf ist die beste Zeit für den Reperaturservice im Körper: Giftstoffe werden abge-
baut und abtransportiert, Zellschäden und das Erbgut repariert, Entzündungsherde ausge-
schaltet. Ausreichend Schlaf ist auch Grundvoraussetzung für *Schönheit im Gehirn*. In der
vollkommenen Entspannung des Tiefschlafs werden Hormone und andere Botenstoffe in
Balance gebracht. De facto heißt das: Stressabbau, eine entspannte Haltung, mehr Glücks-
hormone und positive Gefühle.

Wenn der Körper dagegen zu wenig
Schlaf bekommt, schaltet er auf Stressmo-
dus. Stress bedeutet radikale Attacken auf
die Schönheit der Zellen, getrübte Stim-
mung und verkrampfter Gesichtsausdruck.
Zu alledem verhindern Stresshormone den
Zugang zum ehrlichen Appetit.

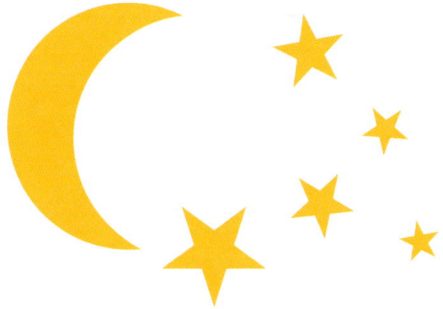

NUTRASTOFFE

Stella liebt die Wissenschaft, und sie liebt es zu wissen, wie Essen im Körper wirkt. Auf Ernährungsvorschriften mit Mengen und Maßregelungen hat sie aber keine Lust mehr, die bringen sie nur durcheinander. Ständig gibt es neue Regeln und irgendwer stellt fest, dass die alten falsch waren.

Von den Nährstoffen aber ist sie fasziniert. Sie liebt den Gedanken, dass Essen aus so wichtigen Bausteinen besteht und sie alle ihren Körper beeinflussen und ihre Zellen schöner machen. Es ist ein bisschen, wie die Rückseite der Shampooflasche zu lesen und sich dann vorzustellen, wie toll es die Haare glänzen lässt. (Ja, ja, sie weiß, dass das nur schöne Werbesprache ist, aber beim Essen ist es ja echt!) Und das Beste ist, dass immer neue Stoffe entschlüsselt und neue Schönheitshilfen erkannt werden. Stella freut sich jetzt schon auf neue Entdeckungen.

»Nährstoffe« hört sich aber altmodisch an und ist irgendwie vorbelastet, findet Stella. Sie wollte unbedingt einen Namen, den sie bedingungslos lieben kann. Ihre eigene Wortkreation heißt jetzt »Nutrastoffe«. Dazu zählt Stella alles im Essen, was sie nährt und versorgt – alle gegenwärtig bekannten und alle zukünftig bekannt werdenden Substanzen.

Noch spannender als die einzelnen Nutrastoffe sind die Wechselwirkungen zwischen ihnen. Manche Stoffe unterstützen sich in ihren Aufgaben dermaßen, dass sie gemeinsam nicht nur doppelt so gut sind, sondern plötzlich vielleicht 17-mal so stark wirken. Genaueres ist bis heute kaum erforscht.

Stella stellt sich die Stoffe im Essen wie die Instrumente eines Orchesters vor. Nur gemeinsam bringen sie die Symphonie so richtig zum Klingen. Bisher in pharmakologischer und ernährungswissenschaftlicher Forschung beobachtete Wechselwirkungen sind wirklich erstaunlich. Hier ein kurzer Blick auf Beispiele solcher Kombinationseffekte:

★ Gut die 100-fache Wirkung bestimmter Zellschutzstoffe der Tomate kann man aus einem gemischten Salat ziehen, wenn man nur etwas Avocado dazu isst.

★ Kommt ein bisschen Tomate ins Spiel, schützt Knoblauch gleich doppelt so stark vor freien Radikalen und Zellstress.

★ Eisen wird aus Bohnen zu etwa 50 Prozent besser aufgenommen, wenn es eine kleine Portion Seefisch dazu gibt.

Erst wenn man alle Wechselwirkungen kennt, könne man wirklich korrekte Empfehlungen zu Essmengen geben, sagen renommierte deutsche Experten aus dem Forschungsfeld der Pflanzenstoffe. So glaubt auch Stella, dass man Gesundheit noch nicht (falls jemals) an einzelnen Stoffen festmachen kann. Und sie ist sich sicher, dass ohnehin kein normaler glücklicher Mensch in der Lage ist, sein Essen auf dem Markt durch das Berechnen von Nährstoffen auszuwählen. Stella jedenfalls hat Besseres zu tun in ihrem Leben.

Seit Stella die Wechselwirkung der Nutrastoffe verstanden hat, verlässt sie sich noch mehr auf ihren eigenen Appetit. Sie erweitert ihren Foodhorizont immer mehr, um den Symphonieeffekten die besten Voraussetzungen zu geben. Stella liebt Musik, und sie weiß, wenn sie sich gut versorgt, spielt das Nutrastoff-Orchester in ihrem Körper laut und fröhlich!

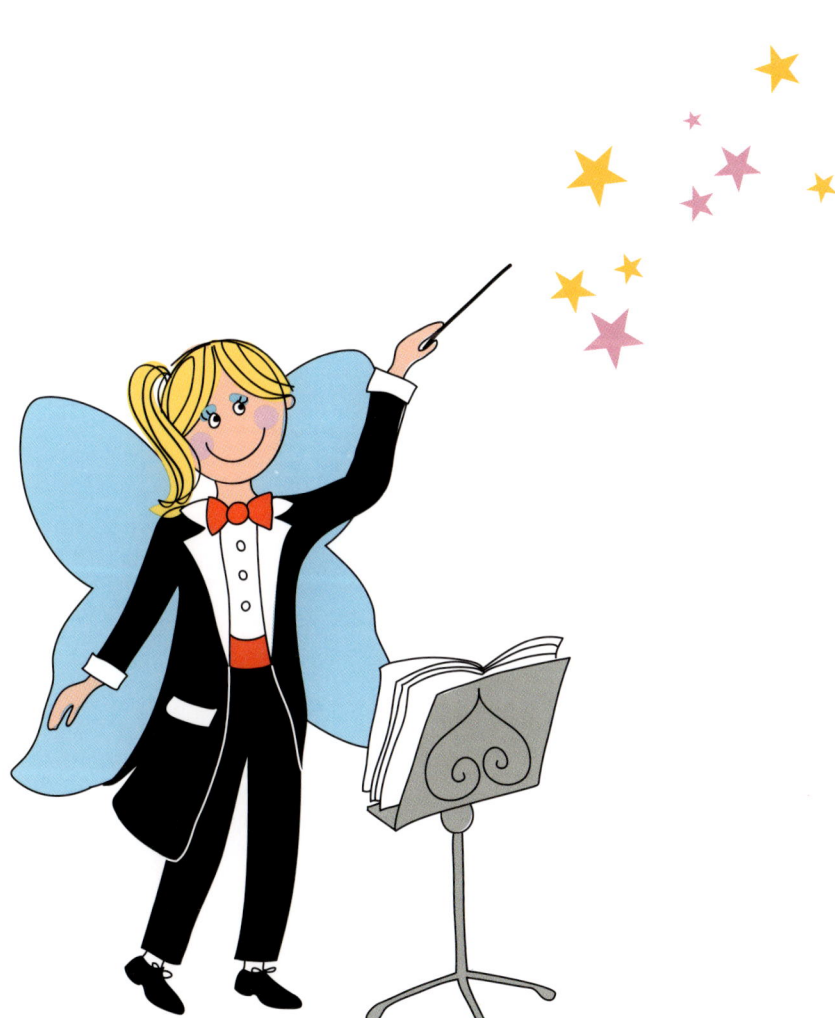

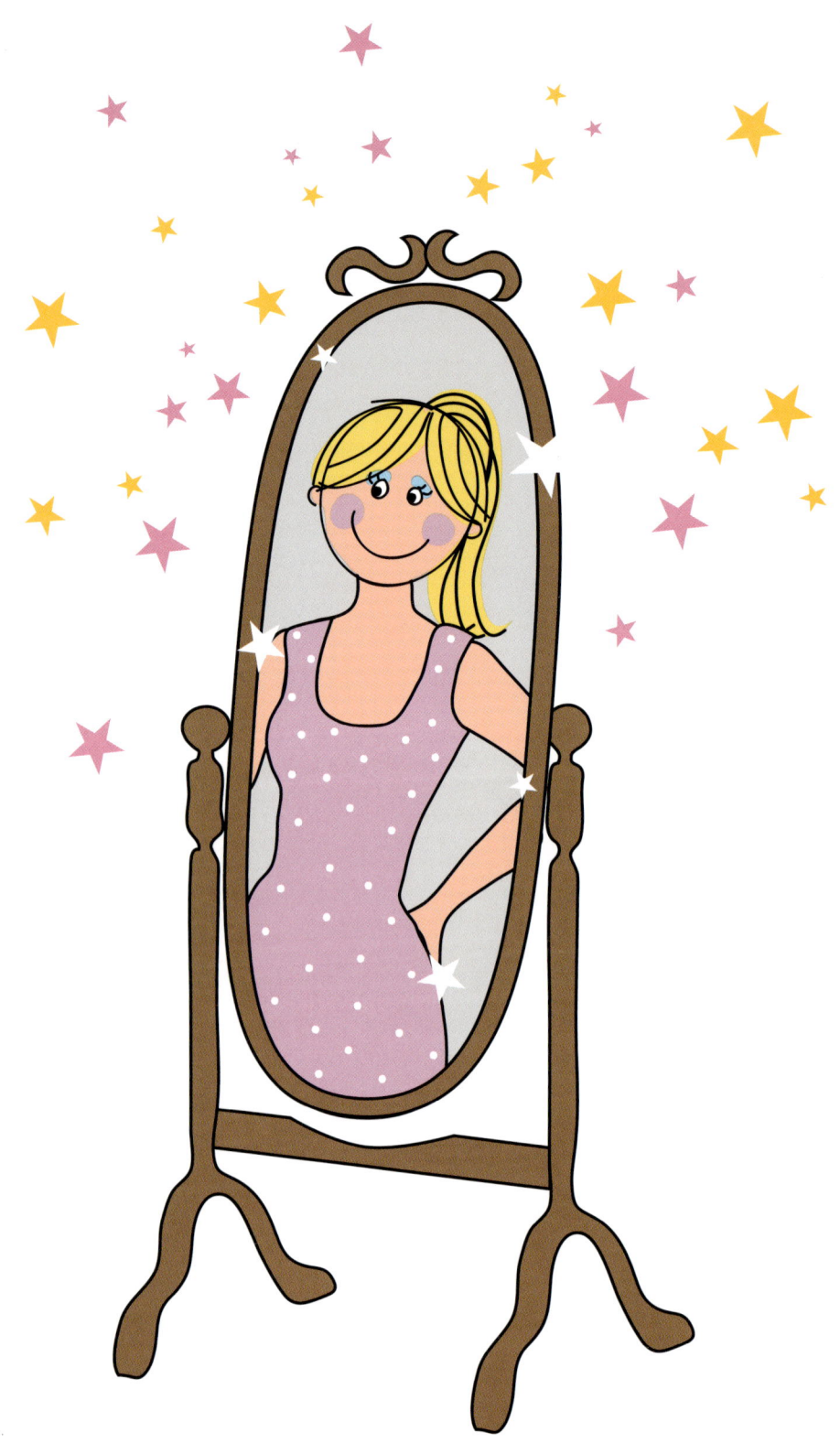

SCHÖNHEITSSCHUTZ VON INNEN

Alterungsprozesse, Hautschäden, Faltenbildung und Cellulite beginnen dort, wo Cremes und Lotions nicht hinkommen, in den unteren Hautschichten. Die Haut lässt nur wenige Stoffe durch, denn sie dient dem Körper als Barriere und Schutz nach außen, gegen Umweltverschmutzung oder Eindringlinge wie Viren. Gerade größere Moleküle, wie etwa das sehr begehrte Kollagen, können gar nicht über die Haut aufgenommen werden. Britische Professoren der Dermatologie drückten es einmal so aus: »Kollagenmoleküle bleiben einfach auf der Haut liegen.« Schade eigentlich …

Der Natur ist es natürlich vollkommen egal, dass wir Frauen am Altern nicht ganz so viel Spaß haben. Sie hat es nun einmal so eingerichtet, und wir können diese Abläufe nicht aus der Welt schaffen. Aber es gibt gute Nachrichten: Spezielle Nutrastoffe kämpfen dafür, das Altern zu verlangsamen und die Schönheit zu erhalten. Genau an der Wurzel des Problems kämpfen sie Tag für Tag für die *Schönheit in 3-D!* Stella hat diese Stoffe des Schönheitsschutzes gleich zu ihren Superheldinnen erkoren. Tatsächlich sind sie so toll, dass man meinen könnte, sie hätten übernatürliche Kräfte …

Ich will täglichen Schönheitsschutz von innen für

◯ Strahlende Haut
◯ Glänzende Haare
◯ Starke Nägel
◯ Schönes Bindegewebe

Sonstige
....

....

....

....

....

Miss Kollagen

Miss Kollagen arbeitet für die Schönheit mit der Nutrakraft der Kollagenmoleküle. Bei all den kleinen Baustellen im Körper, die immerzu neues Bindegewebe aufbauen müssen, liefert sie die Kollagenbruchstücke zum Einsetzen in das straffe Netz des Bindegewebes. Das sind ganz besondere Eiweißbausteine in der Form einer gedrehten Perlenkette, auch Tripelhelix genannt. Die Farbe kennen wir nicht, aber wir stellen sie uns rosa vor. Sie fügen sich in das Struktursystem des Bindegewebes und schenken ihm Spannkraft. Miss Kollagen stärkt somit auch Haare, Haut, Knochen und Sehnen. Wer sich von ihr helfen lassen will, sollte reichlich zum Kollagenelixier Knochenbrühe greifen. Auch Hackfleisch und sehnen- oder knorpelreiche Fleischstücke wie das Beinstück vom Rind, Schweineschwarten oder Hühnerfüße enthalten Miss Kollagens Wunderwaffe. Vegetarier können natürlich ohne sie leben, sollten sich aber ein bisschen mehr um die Gunst von Miss Kiesel bemühen.

Miss Phytohormon

Miss Phytohormon kümmert sich um das Yin und Yang in uns, das richtige Maß an Weiblichkeit von innen. Ihre Nutrakraft speist sich aus Phytoöstrogenen – pflanzliche Substanzen, die den menschlichen Östrogenen ähnlich sehen und deshalb ebenfalls an Rezeptoren dieses weiblichen Hormons andocken dürfen. Natürliche Phytohormone aus ehrlichem Essen aktivieren vor allem positive Wirkungen im Körper, anders als künstlich zugeführte Hormone aus Tabletten und Extrakten. Schönheitsschutz mit Miss Phytohormon regt den Kollagenaufbau an und kann die Haut straffen. Ihre Nutrastoffe schützen nebenbei vor dem gefürchteten prämenstruellen Syndrom, ersparen also auch einige Sorgenfalten. Phytohormone im richtigen Maße können auch Knochen, Herz und Hirn schützen und die Gefahr für Brustkrebs und Prostatakrebs senken. Da die Durchschnittskost in Deutschland heutzutage extrem wenig natürliche Phytoöstrogene enthält, rufe Miss Phytohormon in dein Leben, mit Nüssen, Sesam, Leinsamen, Bohnen, Linsen und Erbsen, Vollkorngetreide und Brennnesseltee. Fast jede Pflanze schenkt uns ein bisschen dieser Nutrakraft. In neumodischen Sojaproteinzusätzen und Sojaprodukten sind die Pflanzenhormone allerdings übernormal aufkonzentriert. Um solche Hormonbomber fliegt Stellas Miss Phytohormon deshalb lieber einen großen Bogen.

Miss Zellschutz

Miss Zellschutz hält Zellen jung und schön. Ihre Wunderwaffen sind Antioxidantien und natürliche entzündungshemmende Stoffe. Antioxidantien fangen freie Radikale ab, machen das Leben der Zelle stressfreier, und das hält jung. Zu solchen Radikal-Attacken kommt es, wenn wir Stress haben, der Körper beim Sport viel leisten muss, oder wenn er Giftstoffe und Medikamente entsorgt. Miss Zellschutz kann auch direkt Alterungsprozesse in der Zelle verlangsamen, zum Beispiel die Zündschnüre der Zell-Lebenszeit langsamer abbrennen lassen, mit Stoffen aus dem Grüntee zum Beispiel oder den berühmten Omega-3-Fettsäuren. Entzündungshemmende Stoffe lindern, wie der Name schon sagt, Entzündungsreaktionen, die es ständig im Körper gibt und die unter anderem zu schlechter Haut und Kollagenabbau führen können. Übrigens nutzt Miss Zellschutz hier dieselben Substanzen, die auch vor Herz-Kreislauf-Erkrankungen und Krebs schützen. Ihre Kräfte kommen aus dem Pflanzenreich. Viele der dazugehörigen Nutrastoffe wirken verführerisch auf unsere Sinne, sind normalerweise verantwortlich für die bunten Farben der Pflanzen, für ihre Düfte und Aromen, für scharfen Geschmack, für Herbes, für Bitteres. Zu den Wunderwaffen von Miss Zellschutz gehören also bittere Schokolade, Tees und Kaffee, buntes Obst und Gemüse, Kräuter und Gewürze, Knoblauch und Zwiebeln. Aber auch schützende Fettketten aus wertvollen Pflanzenölen.

Miss Kiesel

Miss Kiesel ist Expertin für Bindegewebsbausteine aus dem Pflanzenreich. Ihre Nutrakraft heißt Kieselsäure, auch Silizium genannt. Mit diesem Spurenelement festigt und stabilisiert Miss Kiesel das Bindegewebe. Sie steckt es vor allem in die Zwischenräume der Bindegewebszellen. Je mehr, desto elastischer und straffer wird das Gewebe. Miss Kiesel bekämpft schlaffe Haut, lebloses Haar und brüchige Nägel mit diesem stabilen Superkit. Nebenbei muss unsere Heldin noch Blutgefässe und Nerven beliefern, Knochen und Knorpel mit aufbauen, die Lunge und die Hülle der Organe stärken. Miss Kiesel holt ihre Nutrakraft vor allem aus Hafer und Kartoffeln, auch Wildpflanzen wie Brennnessel, Schachtelhalm und Knotengras sind kieselsäurereich. Andere Vollkorngetreide und manche Gemüse, vor allem Karotten, Rüben und auch Zwiebeln besitzen ebenfalls dieses Schönheitsmineral.

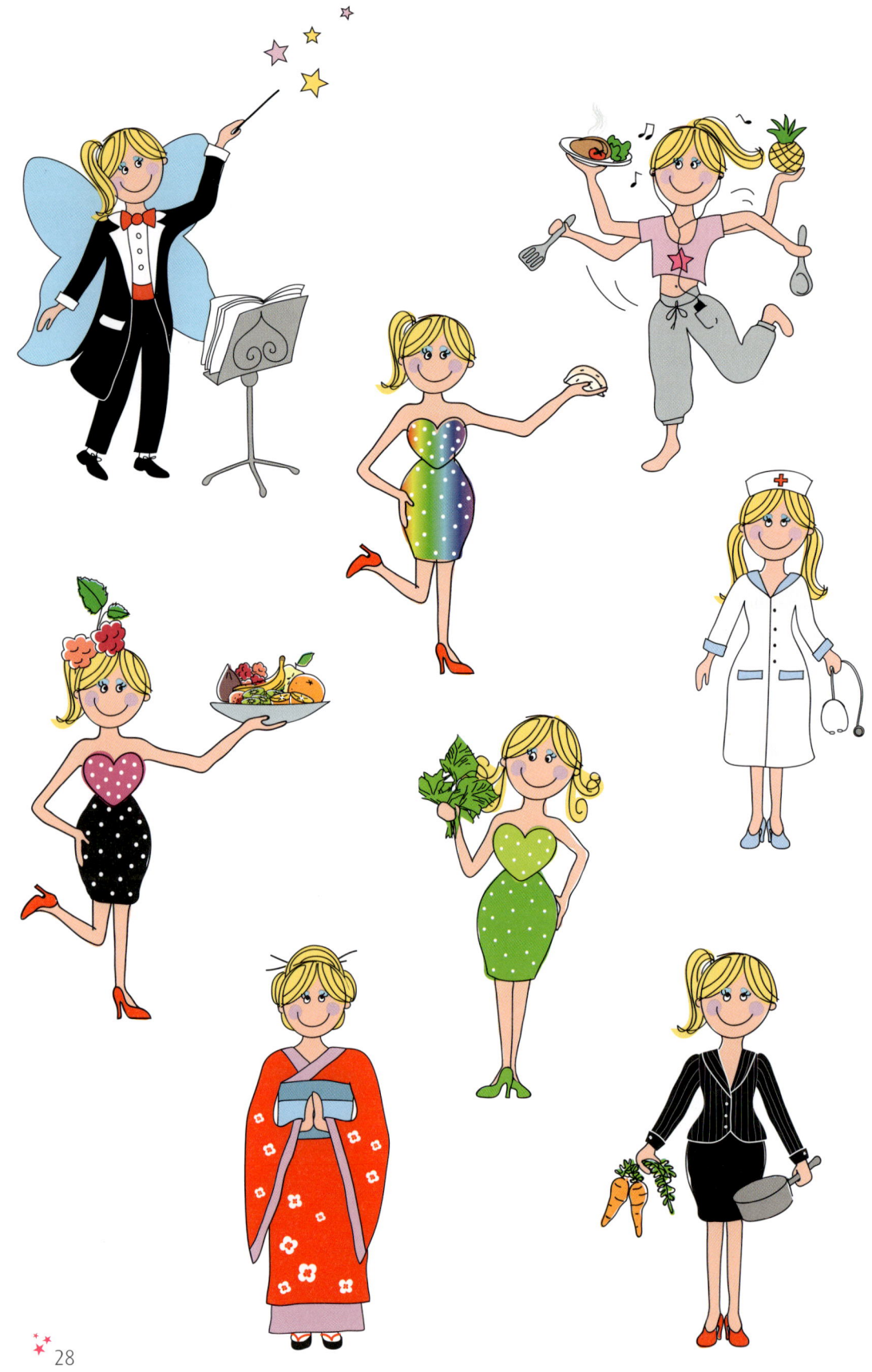

BESTE FREUNDE

Stellas Heldinnen kümmern sich absolut ernsthaft um die Wissenschaft und die Schönheit. Aber beim alltäglichen Kochen will Stella entspannen und Spaß haben. Als Schönheitsmotivation hat sich Stella zehn Lieblingslebensmittel ausgesucht, die voller Nutrastoffe stecken. Mit diesen Lebensmitteln hat sie richtig Freundschaft geschlossen, weil das ehrliche Essen so herrlich persönlich ist. Sie nennt sie ihre besten Freunde.

Was macht beste Freunde aus? Wir finden, es sind Freunde, die Energie geben und nicht nehmen. Sie begleiten durchs Leben und wollen einem nur das Beste. Mit ihnen kann man lachen und weinen. Auch wenn man keine Zeit hat, sind sie im Hintergrund immer da. Beste Freunde kommen von allein ins Leben, man bleibt zusammen, weil man sich mag. Es gibt so viele tolle Leute, aber man kann nicht mit jedem befreundet sein. Aber nur, weil man schon beste Freunde hat, soll man neue Freundschaften nicht vermeiden. Nein, absolut nicht. Stella schließt keine Lebensmittel aus ihrem Leben aus, solange sie zu den ehrlichen Lebensmitteln gehören und voller Nutrastoffe sind.

Mit den besten Freunden, die hier vorgestellt werden, ist das Leben unkompliziert und schön, findet Stella. So kann sie sich auf andere Sachen konzentrieren als aufs Essen…

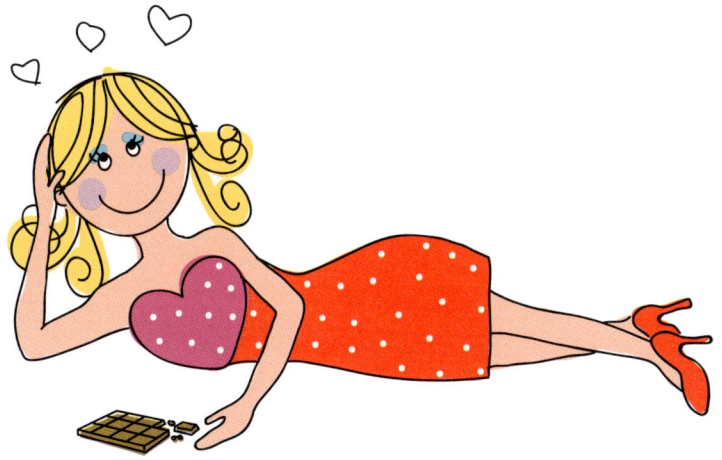

NAME: HAFER

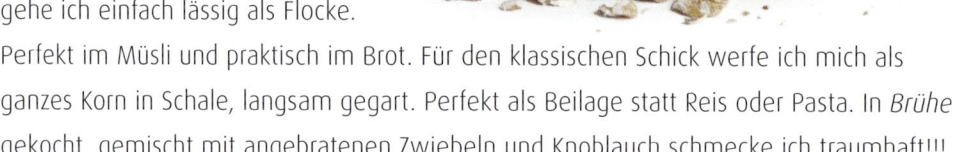

Mein Lieblingsessen:
Birchermüsli, HaferOtto
Meine besten Outfits:
Wenn es schnell gehen muss,
gehe ich einfach lässig als Flocke.
Perfekt im Müsli und praktisch im Brot. Für den klassischen Schick werfe ich mich als
ganzes Korn in Schale, langsam gegart. Perfekt als Beilage statt Reis oder Pasta. In *Brühe*
gekocht, gemischt mit angebratenen Zwiebeln und Knoblauch schmecke ich traumhaft!!!

Stella liebt mich, weil...
ich meine Freundinnen mit Kieselsäure versorge, einem zentralen Baustein für jedes Bindegewebe. Meine bindegewebsaufbauenden Aminosäuren Cystein, Glycin und Methionin
unterstützen den Beautyprozess. Für schöne Haare, starke Nägel und vor allem straffe Haut
schenke ich Stella jede Menge Nutrastoffe, wie etwa Calcium und Magnesium, Eisen, Zink
und Kupfer, Mangan und Selen.

Ich bin besonders toll, weil...
ich ein gutes warmes Sattgefühl schenke. Und ich liebe es, wenn man mich bekömmlich
findet. Auch für das Blut übernehme ich gern Verantwortung: Mit meinen besonderen
Ballaststoffen, den Beta-Glukanen, reduziere ich Cholesterin und schlechte Fette, halte den
Zuckerspiegel stabil und im Rahmen. Manche behaupten, ich würde das Immunsystem
aktivieren.

Was du bestimmt noch nicht wusstest:
Damit der Körper meine wertvollen Mineralstoffe besser aufnehmen kann, einfach die
Haferkörner über Nacht in Wasser mit ein paar Tropfen Essig einweichen. Am nächsten Tag
kurz mit Wasser abspülen und danach normal kochen. Nebeneffekt: Ich bin schneller gar.

NAME: KARTOFFEL

Mein Lieblingsessen: Kartoffelgratin,
Ofengerichte in jeder Variante

Meine besten Outfits: Der Klassiker: Wasch
mich, koch mich, iss mich. So passe ich auf jeden
Mittagstisch. Abends motze ich mich gern etwas auf: Als knuspriger Snack aus dem Ofen
fühle ich mich selbst mit knallrotem Ketchup nicht overdressed. Mir steht eigentlich alles,
was weiß und cremig ist (Quark, Sour Cream, Joghurtdips aber auch Butter).

Stella liebt mich, weil ...

ich ein Geheimnis berge für schöne Haare und Nägel, straffe Haut und festes Bindegewebe: den Beautybaustein Kieselsäure. Vor allem meine Schale enthält viel davon. Und
dessen wichtigsten Helfer, das Vitamin C, liefere ich gleich mit.

Ich bin besonders toll, weil ...

ich absolut bodenständig bin und zuverlässig. Man muss schon viel falsch machen, um sich
ein Essen mit mir zu verderben. Normalerweise gare ich unkompliziert vor mich hin. Ich
bin ein geduldiger Typ und kann abwarten, bis man mich aus dem Topf holt oder aus dem
Ofen.

Was du bestimmt noch nicht wusstest:

Auch wenn man es mir nicht ansieht: Ich trage so viel vom Frischmacher Vitamin C in
mir, dass man mich einst zur Zitrone des Nordens gekürt hat. Das sorgt für einen wahren
»Wow!«-Effekt der Kieselsäure. Die beiden sind einfach füreinander bestimmt.

NAME: KOLLAGENELIXIER

Mein Lieblingsessen: Jede Art von Brühe,
gerne auch als Hauptgericht
Meine besten Outfits: Ich mag es eigentlich schlicht:
Suppenknochen, Wasser, Zwiebeln, Wurzeln und Gemü-
se, was sich im Kühlschrank findet. Aber ich bin wandelbar: Einen Hauch Exotik bekomme
ich durch Knoblauch und Feige; das gewisse Etwas, indem die Knochen vorher im Ofen
gegrillt werden.

Stella liebt mich, weil ...

ich ihr ganz kompakt alle Bausteine für das Bindegewebe liefere. In leicht aufnehmbarer
Form enthalte ich die nötigen Mineralstoffe, die richtigen Aminosäuren und sogar ganzes
Kollagen in gelöster Form – den Beautybaustein, der Haut und Bindegewebe nährt und
elastisch hält. In der chinesischen Medizin gelte ich dafür quasi als Jugendelixier. Weil sie
noch lange froh durch das Leben tanzen will, freut sich Stella auch über meine Gelenkstär-
ker Chondroitinsulfat und Glucosamin.

Ich bin besonders toll, weil ...

ich wirklich das Beste aus meinen Zutaten hole. Durch langes Köcheln wird die Essenz aus
Knochen, Fasern und Gemüsen gezogen und für den Körper ganz leicht aufnehmbar. Ein
richtiger Zaubertrank. Ich setze mich auch ein gegen das Wegwerfen von Lebensmitteln,
in mir kochen sich Fleischstücke, die keiner essen will, gern auch Gelenke und Knorpel, im
Prinzip von Kopf bis Fuß. Auch Gemüsereste und selbst schrumpelige Möhren nehme ich
mit offenen Armen auf.

Ich kann nicht ohne:

einen Schuss Essig oder Zitronensaft. Der löst beim Brühekochen noch mehr Kollagen aus
Knochen und Fleisch.

Was du bestimmt noch nicht wusstest:

Die alte Weisheit »Hühnersuppe gegen Erkältung« wird langsam wissenschaftlich unter-
mauert. Sie wirkt antioxidativ, entzündungshemmend und sorgt so auch für schöne Zellen.

NAME: ZWIEBEL-KNOBLAUCH-DUETT

Unser Lieblingsessen: Hong-Kong-Huhn, Dressing
Erdbeer-Knoblauch-Mix, Hummus

Unsere besten Outfits: Wir sind eher eine Art Accessoire zum Outfit anderer Lebensmittel. Je nach Farbe und Größe kreieren wir unterschiedliche Styles, und je nach Schärfe verstärkt sich unsere Wirkung. Als gelbe Zwiebel lasse ich mich perfekt kochen oder braten. Salate stehen eher auf rosige Schalotten, rassige rote Zwiebeln oder unausgereifte Frühlingszwiebeln – die passen auch auf Butterbrot oder zu Quark. Knoblauch vervollständigt eigentlich fast jedes gute Gericht. Ein Must-have für den chinesischen oder orientalischen Auftritt.

Stella liebt uns, weil …

wir ihre Zellen mit goldgelben, jungerhaltenden Polyphenolen versorgen. Wir bieten ihr außerdem Schwefelsubstanzen, die bei der Hautpflege helfen und bei äußerlicher Anwendung kleine Hautreizungen abklingen lassen – einfach aufschneiden und auf die Haut reiben. Knoblauch hält die Haut elastisch, von innen. Stella ist ganz verrückt nach unserem Selen, weil dieses Spurenelement die zelleigene Stressabwehr aktiviert. So bleiben Zellen länger schön und kriegen keine Sorgenfalten. Wir teilen auch unsere Mineralstoffe mit der süßen Stella. Viel ist es nicht, aber da wir uns täglich sehen, kommt einiges zusammen: ein bisschen Calcium, Magnesium, Zink, Mangan.

Wir sind besonders toll, weil …

wir nicht nur schön machen, sondern uns um den ganzen Menschen kümmern. Als uraltes Anti-Aging-Mittel schützen wir seit jeher das Herz, verbessern die Durchblutung, den Cholesterinspiegel, den Blutzucker. Langsam kommen Forscher unseren Wirkweisen auf die Spur. Glaubt aber nicht, dass man je all unsere Geheimnisse entdecken wird!

Wir können nicht ohne:

etwas Öl oder Butter. Fett kleidet unsere Schärfe und bringt unser Aroma zur Geltung.

Was du bestimmt noch nicht wusstest:

Stella weint nicht, wenn sie uns schält. Sie nimmt vor dem Schneiden einen Schluck Wasser in den Mund, schluckt ihn nicht, bevor sie fertig ist. So kommen keine Tränen.

NAME: SAHNE

Mein Lieblingsessen:
extrabeerige *rote Grütze,* Saucen,
Saucen, Saucen...

Meine besten Outfits: Ich bin in
jedem Stil zu Hause, aber ich gebe mich
gern klassisch, etwa als das Löffelchen Rahm
in der Sauce oder als Crème in der Tomatensup-
pe. Mein Sonntagsschick ist das Häubchen auf dem Cappuccino oder der entscheidende
Klecks auf dem Erdbeerkuchen.

Stella liebt mich, weil...
ich mein Bestes gebe: CLA oder konjugierte Linolensäure. Das ist der wissenschaftliche
Name für einen ganz besonderen Teil meines Milchfetts, der Unglaubliches vollbringt: Er
zwingt Fettzellen zum Selbstmord!

Ich bin besonders toll, weil...
ich diese Cremigkeit habe. Es ist mir eine Freude, Menschen zufriedenzustellen. Darum
stille ich als feine frische Sahne nicht nur Genuss und Appetit, sondern helfe sogar, den
Hunger zu bremsen. Stella sagt, mit mir macht ein Stück Kuchen sie gleich viel glücklicher.
Also bitte *mit* Sahne.

Ich kann nicht ohne:
Kühlung. Als unbehandelte Sahne kann ich meine wertvollen Fette sonst nur kurze Zeit
frisch und wirksam erhalten.

Was du bestimmt noch nicht wusstest:
Im Fett von Milch und Sahne stecken auch die berühmten Omega-3-Fettsäuren. Gute
Glücklichmacher und große Verfechter der wahren Schönheit. Von innen und von außen
unterstützen sie die Jugend der Haut. Früher enthielten Milchprodukte und Fleisch bedeu-
tend mehr davon als heute, denn sie können nur entstehen, wenn die Kuh Gras, frische
Kräuter und Heu fressen darf.

NAME: BRENNNESSEL

Mein Lieblingsessen: Apfel-Hafer-Crumble, Hafertaler

Meine besten Outfits: Ganz casual trete ich als Teebeutel auf. Im praktischen Alltagslook werde ich zum heißen Tee oder zum Make-up für Brotteig, Apfel-Crumble, Kekse. Gern verschönere ich das Gericht und die Esser. Salatsaucen und Dips schenke ich ein geheimnisvolles Wellnessaroma. Meine jungen Triebe können frisch als Salat gestylt werden, gekocht als spinatähnliche Beilage oder aufgemotzt als Nesselsuppe. Am stärksten ist die Ausstrahlung meiner Pflanzenkraft, wenn ich frisch aus dem Entsafter komme.

Stella liebt mich, weil ...

ich ein Speichertank bin für den Superstraffer Kieselsäure. Das Vitamin C als Einbauhelfer bringe ich selbst mit. Meinen Reichtum gebe ich gern an Bedürftige weiter, zum Beispiel an Freundinnen mit schwachem Bindegewebe. Ich kann mit meinen entzündungshemmenden Stoffen den Kollagenabbau verzögern. Meine hormonwirksamen Nutrastoffe sorgen ebenfalls für schöne Haut. Ach ja, als echte Wildpflanze stecke ich natürlich voller Antioxidantien, die die Zellen schützen. Und Pflegestoffe wie Calcium, Magnesium, Zink und Mangan steuere ich auch noch bei.

Ich bin besonders toll, weil ...

ich den Körper entwässern und entgiften helfe. Als Frühjahrskur spüle ich die Nieren durch, sagt man. Dass man mich als Heilmittel ernst nimmt, zeigt meist eine solide Angabe zur Dosierung, die meine Verpackung ziert. Meinen Tee findet man in Apotheken und Drogerien. Frisch wachse ich in Garten, Feld und Wiesen. Falls du mich ernten willst, suche einen stillen Ort, wo mich weder Hunde noch Autos verschmutzen konnten. Bevor ich geblüht habe, bin ich wirksamer.

Was du bestimmt noch nicht wusstest:

Meine Beziehung zu den Menschen ist uralt, sie haben mich schon immer genutzt, für Seile, Stoffe und zum Essen. Vor ein paar Jahren wurde das Rezept für Nesselpudding zum ältesten Gericht Englands gekürt, überliefert aus steinzeitlichen Funden, 6000 Jahre vor unserer Zeitrechnung.

NAME: GRÜNTEE

Mein Lieblingsgetränk: Matcha Latte (wie Latte macchiato, aber mit Grünteepulver statt Kaffee)

Meine besten Outfits: Ich mag es pur – der Nude-Look steht mir hervorragend. Mit reinem Wasser (ca. 70 Grad) kommt meine Ausstrahlung voll zur Geltung. Abwechslung bringen die Style-Nuancen: China (Gunpowder, Chun Mee), Japan (Sencha, Bancha), Indien (grüner Darjeeling, Assam). Wenn ich mal auffallen will, gehe ich als Matcha. Mit diesem knallgrünen fein gemahlenen Teepulver kann man echt verrückte Sachen machen, zum Beispiel quietschgrüne Kekse oder Eiscreme mit schützendem Schönheitsfaktor.

Stella liebt mich, weil ...

ich verjüngende Kräfte habe. Und eine jüngere Haut ist eine elastischere Haut, ist eine schönere Haut! Nicht nur, dass ich freie Radikale abfange und damit Hautschäden durch Sonne und Stress reduziere, ich beeinflusse auch direkt die Zellsteuerung und verzögere den vorprogrammierten Alterungsprozess. Diesen Schönheitseingriff verdanke ich vor allem besonderen Bitterstoffen, etwa den sogenannten Catechinen.

Ich bin besonders toll, weil ...

ich ein echtes Multitalent bin. Ich schütze Zellen vor dem Altern und vor freien Radikalen, kann Krebsentstehung hemmen, Bindegewebe aufbauen, auch Wunden schneller heilen lassen.

Manche meinen, ich könne sogar Knochen stärken. Zähne und Zahnfleisch bleiben gesünder mit mir, sagen andere, die Denkfähigkeit soll ich steigern, beim Abnehmen helfen und, und, und. »Besser drei Tage ohne Essen, als einen ohne Tee«, sagt ein altes chinesisches Sprichwort.

Was du bestimmt noch nicht wusstest:

Meine Mildtätigkeit hat Grenzen und kann ins Gegenteil umschlagen, wenn man es mit mir übertreibt. Nach ein, zwei Tassen melden meine Bitterstoffe Stellas Geschmacksempfinden dann, dass unsere Beziehung mal wieder zu eng wurde.

NAME: NÜSSE UND SAATEN

Unser Lieblingsessen: Wir lieben jedes Essen.

Unsere besten Outfits: Klassisch: Als knackige Stückchen sind wir ein wichtiger Kontrast im cremigen *Birchermüsli* oder eine unterhaltsame

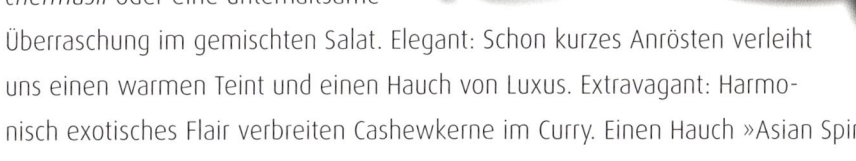

Überraschung im gemischten Salat. Elegant: Schon kurzes Anrösten verleiht uns einen warmen Teint und einen Hauch von Luxus. Extravagant: Harmonisch exotisches Flair verbreiten Cashewkerne im Curry. Einen Hauch »Asian Spirit« schenkt der Sesam als *Gomasio.*

Stella liebt uns weil...

wir die Schönheit ihrer Zellen vor Stress bewahren, Alterungsprozesse bremsen und die Gewebebildung in der Haut anregen. Unsere wertvollen Fette sorgen für schöne und elastische Zellwände und fangen freie Radikale – wegen dieser Fette grenzte man uns lange als Dickmacher aus, aber heute werden wir für diese Nutrastoffe geliebt, besonders die Walnuss mit ihren Omega-3-Fettsäuren. Außerdem kümmern wir uns um die Weiblichkeit, mithilfe sogenannter Phytohormone. Diese hormonwirksamen Pflanzenstoffe balancieren das Yin und Yang der Damen aus und stimulieren die Kollagenproduktion in der Haut. Dritter Schönheitshelfer ist unser berühmter Anti-Aging-Faktor Selen – besonders in der Paranuss. Dieses Spurenelement aktiviert das körpereigene Abwehrsystem der Zellen und damit den Zellschutz.

Wir sind besonders toll, weil...

wir auch kleine Sättigungswunder sind. Mit unseren Super-Fetten, Mineralstoffen, Ballaststoffen und anderen Nutrageheimnissen geben wir der Hungerzentrale das ehrliche Gefühl, gut versorgt zu sein. Wir machen satt und zufrieden. Eine weitere Stärke ist unsere Vielfalt, denn einer von uns passt immer, zu jeder Mahlzeit.

Was du bestimmt noch nicht wusstest:

Gute Fette machen gute Laune: Omega-3-Fettsäuren mindern Schizophrenie und Depressionen, und ohnehin ausgeglichene Gemüter werden sogar noch glücklicher.

NAME: FARBENFROHE BEEREN

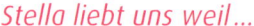

Unser Lieblingsessen: rote Grütze
Unsere besten Outfits: Bunt wie
unsere Persönlichkeiten sind auch
unsere Outfits: klassisch als Eiscreme,
Marmelade oder Torte; schlicht aber
sinnlich im *Clafoutis*. Zu besonderen Anlässen
mixen wir uns mit Wild, in einer gefüllten Hirschrolle vielleicht, mit Beerensauce und ge-
grillten Steinpilzen. Extravagant wird es, wenn wir mit starken Salaten wie Rucola, Sauer-
ampfer oder Endivie auftreten. Passt immer zu uns: ein Kleks Sahne.

Stella liebt uns weil ...

unsere Farben nicht nur schöner leuchten als ihr Nagellack, sondern wir ihr auch Zellschutz
schenken. Das hilft der Haut gegen Stress, hält sie jung und straff. So richtig berühmt als
Farbstoff mit Jugendfaktor wurde bisher erst das Resveratrol aus den Trauben. Das heißt
aber nicht, dass wir anderen Beerenschwestern weniger wirken. Um Stellas Falten kümmert sich eine spezielle Säure unserer Him-, Heidel-, Brom- und Erdbeeren. Ihr Bindegewebe freut sich über die Unterstützung durch unser Vitamin C, und mit Folsäure helfen wir
der Zellteilung im ganzen Körper..

Wir sind besonders toll, weil ...

wir uns nicht nur um Äußerlichkeiten kümmern. Wir setzen uns für viele Gesundheitspro-
jekte im Körper ein. Bekannt sind unsere Auftritte als Krebszellenbekämpfer, wir können
aber auch das Herz schützen und Bakterien bekämpfen – vor allem bei Blasenentzündung
helfen wir gern.

Was du bestimmt noch nicht wusstest:

Wir sind ein Teil der »Nordic Diet« – dem noch wenig bekannten Gegenstück zur medi-
terranen Ernährung. In den skandinavischen Ländern und überall, wo Gemüse knapp ist,
haben *wir* uns jahrhundertelang um die Versorgung mit Vitaminen und pflanzlichen Schutzstoffen gekümmert. Ein Klecks Preißelbeeren neben dem Fleisch, das ist skandinavisch
praktisch und stellt so manchen Salat in den Schatten.

NAME: KRÄUTER UND GEWÜRZE

Unser Lieblingsessen: Wir fühlen uns überall wohl, aber in indischer Küche können wir wirklich zeigen, dass man unsere Nutrakräfte schmecken kann!

Unsere besten Outfits: Klassisch: während der Essenszubereitung aus der Dose gestreut. Elegant: eingelegt in Öl – so kommt über Umwege ein feiner Geschmack an Eintopf, Fleisch oder Salat. Wild: In Öl oder Butter angeschmorte Gewürze und Kräuter geben einen extra rassigen Geschmack. Casual: als selbstgemachte *Gewürzmischung* für Abschmeckfaule.

Stella liebt uns, weil...

sie uns so anregend findet. Wir fördern die Verdauung und stärken die Leber – ein Hauch von Detox sozusagen. Wir regen aber auch die Durchblutung an und bringen damit mehr Nahrung zu Haut und Haaren. Stella steht auf Zellschutz, und den können wir ihr mit unseren aromatischen Nutrastoffen auf köstliche Weise schenken. Sie schätzt uns auch, weil wir beruhigen und unsere entzündungshemmenden Stoffe bei Infektionen helfen können. Davon profitiert auch die Haut.

Wir sind besonders toll, weil...

unser voller Geschmack ein Zeichen für Reichtum an Nutrastoffen ist. Und viele von uns arbeiten nebenbei noch als Tee oder Kräutermedizin, denn in jedem von uns steckt eine Heilwirkung. Also lasst uns eure Nahrungs- und Heilmittel sein!

Was du bestimmt noch nicht wusstest:

Es gibt anscheinend Würzparallelen auf dieser Welt. Zum Beispiel kocht man in Deutschland für bessere Verdaulichkeit Kohl mit Kümmel. In arabischen Ländern würzt man Bohnen und Linsen mit Kreuzkümmel, damit sie leichter im Magen liegen. Ähnliche Vertreter aus unseren Reihen erfüllen also immer den gleichen Zweck, je nachdem, was das Klima bietet.

NAME: OBERFLÄCHLICHE BEKANNTSCHAFTEN

Wer wir sind: Nahrungsmittel aus Weißmehl, Weiß-
brot, weiße Nudeln, geschälter Reis, Zucker
Unsere besten Outfits: Bunte Begleiter – wir sind
selbst eher blaß. Wir merken aber, am besten kommen wir an, wenn wir nur ab und zu und wirklich
gut gestylt auftreten. Stella mag uns etwa französisch
als Baguette mit Briekäse, wir sind Teil von Omas Vanille-
pudding und manchmal ein extra leckerer Löffel Zucker im Kaffee. Unser Styling-Motto: nur
nicht zu alltäglich.

Stella liebt uns leider nicht, weil…

wir Stellas Meinung nach einfach nicht genug Nutrastoffe liefern, um sie zu versorgen. Sie
ist dermaßen vernarrt in ihre Heldinnen, dass sie ihre Zeit nicht mit nährstoffschwachem
Essen wie uns verschwenden will.

Wir wünschten, wir wären toller, weil…

wir es ja einmal waren. Wir sind alle einst aus relativ normalen Zutaten hergestellt wor-
den. Nun hat man uns das Beste weggenommen. Vom Getreide haben sie die würzige
Kleie entfernt. Man hat uns raffiniert, manche von uns gebleicht. Wir haben alle an Nutrastoffen verloren. Jetzt sind wir nur noch gut für Menschen, die schnell ihren Blutzucker
pushen oder ihre Kohlenhydratspeicher laden wollen…

Was du bestimmt schon wusstest:

Dadurch, dass man uns unserer Nutrastoffe beraubte, hat der menschliche Körper ein paar
Probleme, mit uns zurechtzukommen. Besonders unsere Kohlenhydrate rauschen jetzt etwas schnell ins Blut, findet der Darm zum Beispiel. Das hebt den Blutzuckerspiegel rasant
und bringt die Signale für Hunger und Sättigung durcheinander. Deshalb trifft Stella sich
nicht so oft mit uns.

Aber wir genießen auch die kleinen Partys mit ihr ab und an. Für den Alltag waren
wir ihr offenbar nicht gut genug, da bevorzugt die Dame tiefere und nährreichere Freundschaften.

NAME: FALSCHE FREUNDE

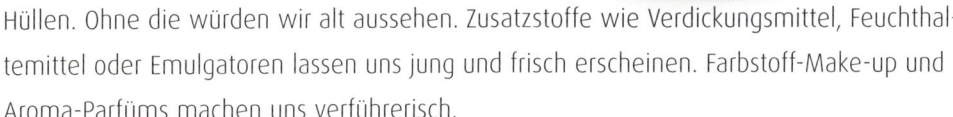

Wer wir sind: der schnelle Snack, Fertig-
produkte, modernisierte Lebensmittel
Unsere besten Outfits: Plastikverpackun-
gen. Wir haben fabelhafte Designer für unsere
Hüllen. Ohne die würden wir alt aussehen. Zusatzstoffe wie Verdickungsmittel, Feuchthal-
temittel oder Emulgatoren lassen uns jung und frisch erscheinen. Farbstoff-Make-up und
Aroma-Parfüms machen uns verführerisch.

Stella liebt uns leider nicht, weil…

wir ihren Appetit total durcheinander bringen. Signalstörer nennt Stella unsere Geschmacksverstärker, Süßstoffe, Aromen und worüber sie sich sonst noch so beschwert. Sie
meint sogar, unsere Fette seien dermaßen künstlich, die würde ihr Körper überhaupt nicht
erkennen. Außerdem wird sie von uns nicht satt, sagt sie. Dann isst sie viel mehr, als ihr
guttut, und das macht doppelt schlechte Laune.

Wir wünschten, wir wären toller, weil…

wir auch geliebt werden wollen. Doch uns fehlen die Nutrastoffe, weil man unsere Zutaten kaum noch aus der Natur nimmt, viel zu stark verarbeitet und uns künstliche Stoffe
zusetzt. »Veredeln« nennen die Hersteller das, und wir fanden einst, das klingt so gut. Im
Supermarkt herrschen Verkaufsdruck und Sparmaßnahmen. Wir müssen billig sein, haltbar
und immer gut aussehen, darum ja all die Farbstoffe, Emulgatoren und Stabilisatoren. Damit wir ewig gleich schmecken, pumpt man uns mit Aromen und Geschmacksverstärkern
voll. Sogar die unter uns, die als Gesundheitslebensmittel beworben werden, kommen
nicht ohne künstliche Zusatzstoffe aus. Diese Spirale aus Preis und Haltbarkeit hat unsere
Qualität dermaßen nach unten geschraubt; da kommen wir nicht mehr raus. Stella nennt
uns bereits unehrlich.

Wir können nicht ohne:
Werbung und die richtige Platzierung im Lebensmittelregal.
Was du bestimmt noch nicht wusstest:
Wir enthalten Stoffe, die es in der Natur gar nicht gibt.

ESSEN UND KOCHEN

Sattsein macht schön

Stella isst immer, was sie will, und nichts, was ihr nicht schmeckt. Sie isst so viel, bis sie satt und zufrieden ist und bis sie das Gefühl hat, gut versorgt zu sein. Der Grund dafür: Sie weiß, dass Sattsein schön macht.

Der Körper besteht aus mindestens 30 Grundbausteinen, chemischen Elementen, die zusammengebaut zu Tausenden verschiedenen Substanzen wiederum Zellen, Gewebe und Flüssigkeiten bilden. Drei Viertel dieser Zellbausteine müssen täglich ausgetauscht werden, um alles ordentlich instand zu halten. Die Bausteine hierfür kommen aus der Nahrung. Hat der Körper zu wenig oder schlechte Rohstoffe, gibt es Schönheitsfehler im Bau. Was und wie viel der Körper braucht, bestellt er über die Ess-Signale Appetit und Hunger. Erst wenn er genug hat, kommt ein Sattsein. Also ist ganz klar: Sattsein macht schön. Stella stellt sich vor, dass alle Zellen satt werden müssen, um im besten Licht zu strahlen.

Gutes Sattsein ist ein bisschen wie das Gefühl nach dem Eincremen, wenn die Haut zu trocken war, findet Stella. Ihr Motto: Immer mit dem Körper arbeiten, nie dagegen. Wann du Hunger hast, entscheidest du, nur du! Dein Körper ist einzigartig und dein Essen hat es verdient, individueller zu sein, als das edelste Boutique-Outfit.

Auch Stellas 2. Dimension – *Schönheit im Gehirn* – braucht das Sattsein, denn wirklich schön wirkt sie nur, wenn sie entspannt und satt ist. Allerdings kann sie es nicht ausstehen, wenn sie sich zu voll fühlt, träge wird und ihr Bauch spannt. Lieber hat sie das Gefühl, sich schon bald wieder auf das nächste Essen zu freuen. Wenn sie ohne Hunger zur nächsten Mahlzeit muss, bringt sie das völlig durcheinander.

Stella fragt ihren Körper immer sehr genau, was er wirklich essen will. An manchen Tagen braucht Stella viel Essen und manchmal wenig. Stella meint, wenn man sich ein bisschen beobachtet, weiß man eigentlich vorher schon, nach welchem Essen der Körper sich gut anfühlt und nach welchem nicht. Sie vertraut ihrem ehrlichen Appetit.

Den Appetit zu ignorieren lohnt sich nicht, findet Stella. Reiswaffeln oder Obst machen sie nicht zufrieden, wenn ihr Körper eigentlich etwas anderes braucht. Für Stella sind dann eher eine Handvoll Nüsse oder ein Stück Käse eine gute Überbrückung zum richtigen Essen, wenn zwischendurch ein kleiner Hunger kommt.

Stellas Einstellung zum Kochen

Um satt und glücklich durch das Leben zu schweben, muss natürlich auch Stella Essen erst einkaufen und zubereiten. Und das bedeutet, dass auch Stella kochen muss ... Eigentlich hat sie gar keine Zeit zum Kochen – und keine Lust – und sie braucht auch kein neues Hobby ... Aber sie hat leider keinen persönlichen Koch, der ihr alles zubereitet, darum heißt es für sie: Du kannst nicht *nicht* kochen. Um den Aufwand dabei minimal zu halten, hat sie ihre eigene intelligente Kochstruktur und Küchencleverness entwickelt. Denn wirklich Zeit kostet nicht das Kochen, sondern das »Über-das-Kochen-Nachdenken«. Wenn man die Zutaten zu Hause hat und die Handgriffe kennt, kocht sich das Abendessen ganz nebenbei, während man die Post durchsieht.

Kochen ist ein wunderbarer Weg, seinen Appetit zu befriedigen. Wenn man selbst kocht, kann man absolut kreativ seiner Lust folgen. Das ist individueller als jedes Designerkleid. Und wenn man mal nicht kreativ sein will, kocht man eben nur sieben verschiedene Gerichte, die wenig Zeit und Nachdenken in Anspruch nehmen, und wiederholt diese nach einer Woche, vielleicht mit anderen Nuancen – warum nicht, denkt Stella!

An manchen Tagen ist für Stella ihre Küche sogar Fitnessstudio und Wellnesscenter in einem: diese göttlichen Gerüche und dann einfach die Musik aufdrehen und lostanzen, dazu ein bisschen Stretching beim Gewürze suchen. Und nach einem ganzen Tag im Büro ist es toll, wieder ein bisschen auf den Beinen zu sein. Manchmal steht Stella eher auf Entspannung und macht Kochen zur Alltagsmeditation, schließlich geht es im Leben um mehr, als immer schick und schön zu sein. Und dann gibt es wieder Tage, an denen Stella absolut überhaupt keine Lust auf Kochen hat. Für solche Momente hat sie ein paar Rezepte für die *Notfallversorgung*.

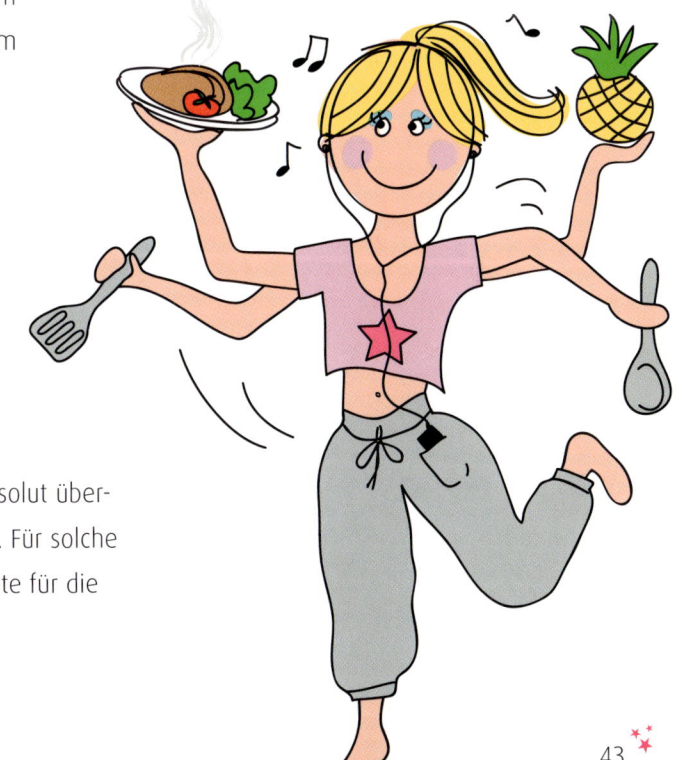

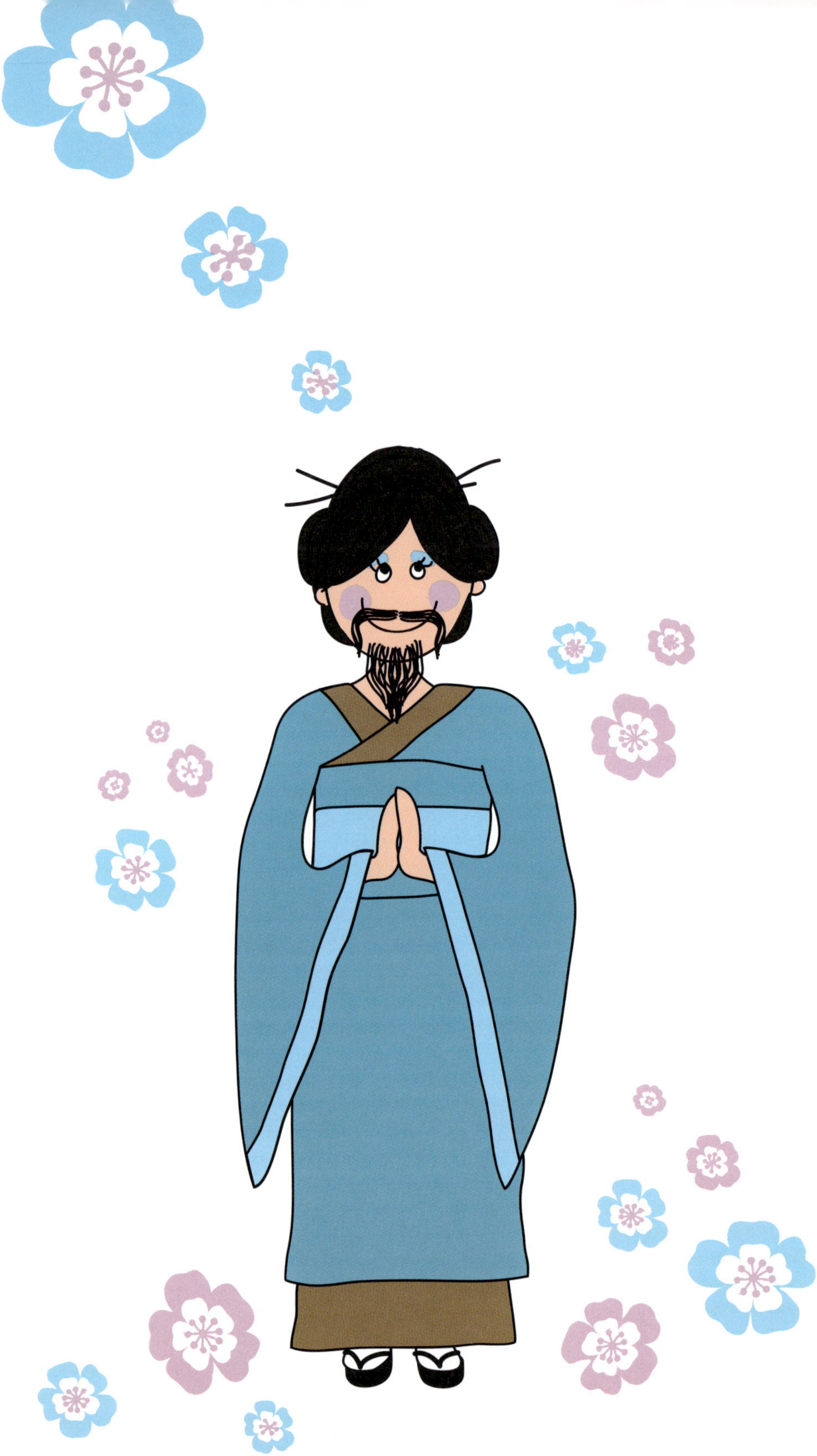

Stellas fünf Weisheiten der Küchencleverness

1. Hab keine Angst

Jeder hat mal einen Misserfolg in der Küche, und aus Fehlern lernt man. Aber Stella hat keine Angst davor, also kocht sie fröhlich weiter im Leben, obwohl es manchmal tatsächlich furchtbar schmeckt. Stella hat eine Regel hierzu:

Wenn es schmeckt – bitte lauthals loben. Falls es nicht schmeckt – höflich schweigen!

2. Ohne Planen geht es nicht

Ohne Planen geht gar nichts! Ohne Zutaten kann Stella kein Essen machen. Sie hat immer ein paar ihrer besten Freunde im Schrank sowie ihre Notfallzutaten *Vollkornpasta, Ei* und *Tomaten* aus der Dose zu Hause. Damit kann sie immer etwas kochen. Aber ihr Rat lautet: Nimm dir ein bisschen Zeit zu planen, dann sparst du am Ende viel Zeit beim Einkaufen und musst unter der Woche nicht über das Essen nachdenken. Am besten gleich überlegen, was an welchem Wochentag passt und einen kleinen einfachen Plan machen. Stellas Wochenplan für Abendessen sieht so aus:

STELLAS ★ WOCHENPLAN FÜR ABENDESSEN

Sonntag	ganzes Hühnchen oder ganze Haxe (Seiten 118f. und 122f.)
Montag	Suppe aus Knochen/Resten vom Sonntag (Seiten 80–85, 160–163)
Dienstag	Hafergericht (Seiten 101–107)
Mittwoch	Notfallgericht (Seiten 139–147)
Donnerstag	Vegetarischer Tag (z. B. Suppe und leckeres Brot, Seiten 86f. und 134)
Freitag	Ofenfisch (Seite 126f.)
Samstag	Selbstgemachte Tortillas und Dips dazu (Seiten 193f. und 90f.)

Dieser Plan wiederholt sich mehr oder weniger genauso von Woche zu Woche. Stella ändert dabei nur die Begleitzutaten und den Geschmack mithilfe der Variationen ihrer Rezepte. Manchmal hat sie aber natürlich Appetit auf ganz andere Sachen, und selbstverständlich wechselt sie die »Tage« in ihrem Wochenplan. Wenn es Reste gibt, kocht sie am nächsten Tag eben daraus – aber das ist dann schon Level II der Küchencleverness.

Auf jeden Fall macht Stella es genauso, wie es ihr in den Sinn kommt, wie sie Appetit hat und wie es in ihr Leben passt. Wenn am Samstagabend Freunde kommen, zieht sie das Sonntagsessen eben einfach vor. Sie liebt Ofengerichte für Gäste, weil die sich ganz allein kochen, während sie sich die Haare macht oder schon mal Wein einschenkt.

Manchmal bekommt sie den »Oma-Wahn« und verbringt tanzend den ganzen Tag in der Küche – dann macht sie *Brühe, Brot, Hafertaler* und süße *Glücksperlen* und friert fleißig ein, für eilige Zeiten.

Als Notfall aller Notfälle hat Stella immer *superdupergesundes Brot* zu Hause, frisch oder in der Tiefkühltruhe. Ihre Lösung, wenn sie doch mal wieder total beim Planen, Einkaufen und Kochen versagt hat. Schließlich ist es ganz normal, nicht perfekt zu sein.

3. Minimaler Kochaufwand

Stella konzentriert sich gern auf das Wesentliche. Daher hält sie ihre Rezepte so einfach wie möglich. Mit wenig Arbeit erzielt sie so ein Maximum an Geschmack und Schönheitspflege mit den Nutraheldinnen. Sie mag keine komplizierten Kunstgriffe, lieber Rezepte, bei denen nichts schiefgehen kann.

Stella versucht immer erst den Kern der Rezepte zu verstehen: Wie funktioniert das Prinzip Suppe? Was haben alle Ofengerichte gemeinsam? Wie unterscheiden sich Salatrezepte? Dann erst kann sie nach Lust und Appetit experimentieren und ihre eigenen Rezeptvariationen entwickeln.

4. Maximaler Geschmack

Gerichte voller Geschmackserlebnisse zaubert Stella auch ohne Abschäumen, Ziselieren, Blanchieren, Bridieren, Pikieren oder Pochieren. In der Küche ist Stella erst einmal Handwerker, die Kunst kommt später – vielleicht …

Wenige aber abwechslungsreiche und dazu noch alltägliche Zutaten bedeuten für Stella, dass sie bessere Qualität bekommt für das gleiche Geld und gern auch Bio. Und weil sie so gut im Variieren ist, kommt sie auch wunderbar mit regionalen Zutaten zurecht.

Worin Stella gerne investiert, ist in ihre persönliche Sammlung von Gewürzen und Kräutern. Sie hat gelernt, dass selbst das absolut langweiligste Essen mit Salz, Pfeffer und den richtigen Gewürzen ein Hochgenuss werden kann. Und mit jedem Gewürz wird es reicher an Nutrastoffen!

5. Optimierte Nutradichte

Stella liebt ihre *Heldinnen der Schönheit*. Und sie weiß, dass sie sich auf ihre *Besten Freunde* immer verlassen kann. Wenn sie mit ihnen kocht, ist ihr Essen immer voller Nutrastoffe.

Sie meidet ihre *Falschen Freunde* und ist vorsichtig mit *Oberflächlichen Bekanntschaften*. Aber, sie hat keine Angst vor ihnen. Wenn sie mal Sachen isst, die vielleicht nicht so ehrlich sind, zerbricht sie sich nicht den Kopf, sondern erfreut sich lieber an der netten Gesellschaft oder dem schönen Wetter.

Stella macht aber gern das Beste aus allem. Und so versucht sie auf lange Sicht schon, sich und ihre Schönheit gut zu versorgen. Stellas kleine Stilberatung für das Essen ersetzt übertriebenes Nachdenken durch Spaß. Leicht und spielerisch optimiert sie die Nutrastoffe im Essen. Und das Tollste daran – es schmeckt und macht so schön satt!

Stellas Stilberatung

Stella hat sich fünf Basics überlegt, wie man sich und seinem Körper ohne viel Nachdenken täglich mit den besten Nutrastoffen für den Schönheitsschutz ausstattet.

1. Streu drüber

Stella erhöht die Nutradichte im Essen mit einer femininen Handbewegung und nennt es: »Streu drüber«.

SO GEHT'S: Habe auf dem Tisch immer ein oder zwei Schalen mit gehackten Nüssen, Sesam, Leinsamen und anderen Kernen. Geröstet oder nicht geröstet, gemischt oder pur – jeder bedient sich nach seinem Geschmack!

Beim Essen – ob Frühstück, Mittag, Abend oder Snack – streu nach Laune die Nüsse oder Kerne über das Gericht, ein Esslöffel oder so, ganz nach Appetit. Das ist die knusprigste Schönheitsvorsorge, die es gibt! Und wer es noch ästhetischer will, streut zusätzlich eine Handvoll frische grüne Kräuter drüber. Sofort sieht das Gericht aus, wie vom Gourmet verzaubert: »Hallo, Mister Michelin, ich bin Stella... Stella, wie Stern in Latein!«

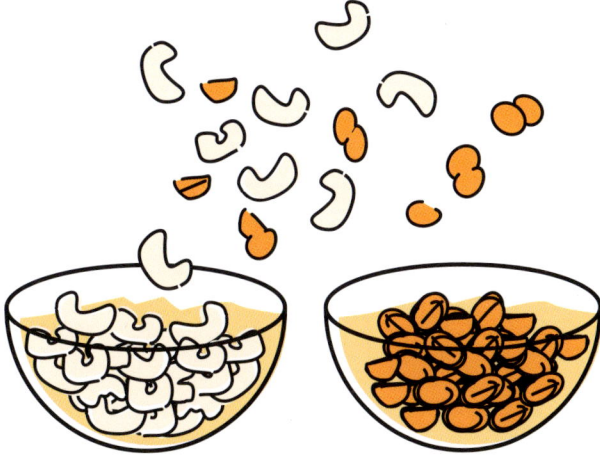

2. So würz was

Stella erhöht Genuss und Nutraversorgung durch Gewürze und Kräuter, denn: »So würz was!«

SO GEHT'S: Nimm dir Zeit und kauf verschiedene Gewürze ein. Mit einem Schrank voll köstlicher Gewürze kann man aus fast allem ein schmackhaftes Essen zubereiten und tolle *Gewürzmischungen* erstellen, die später viel Zeit sparen und köstliches Kochen vereinfachen. Stellas *Gewürzmischungen* sind klassische Mischungen, mit denen man ein und dasselbe Gericht komplett anders schmecken lassen kann. In vielen Rezepten in diesem Buch wird auf die *Gewürzmischungen* verwiesen, aber eigentlich passen sie immer. Also, nutz ruhig mehr davon und öfter! Viel heißt natürlich nicht unendlich oder übertrieben – lasse deinen Appetit über das richtige Maß an Würze entscheiden und wechsle ab. Du kennst die Balance – oder wie oft kannst du dasselbe Outfit tragen?

Die Wissenschaft, die sich mit den Wirkstoffen der Kräuter und Gewürze beschäftig, steckt noch in der Anfangsphase, aber bereits jetzt zeigt sich, dass der aromatische Geschmack immer Zellschutz und Gesundheit mit sich bringt. Gewürze und Kräuter werden zu Gourmeterlebnissen, wenn sie ihr Aroma voll entfalten dürfen. Das können sie wunderbar in alltäglichen Geschmacksträgern wie Essig, Öl, Joghurt, Butter oder Sahne, und sie schmecken kalt ganz anders als warm.

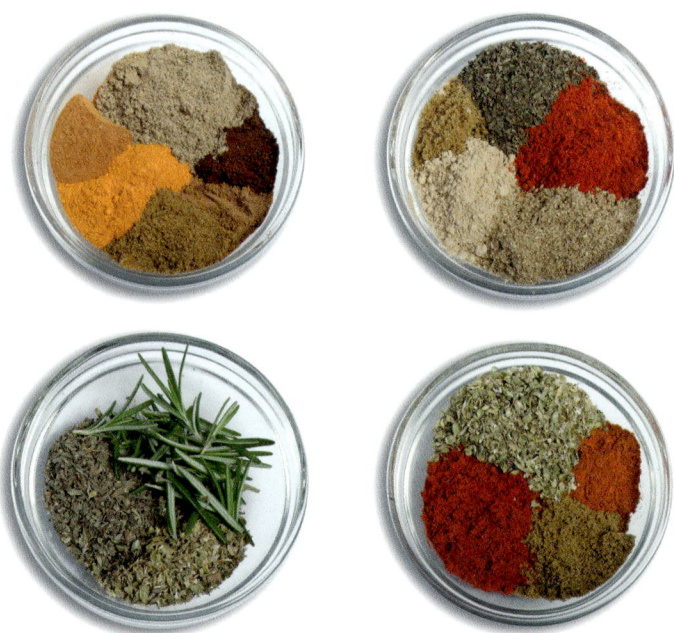

3. Dresscode

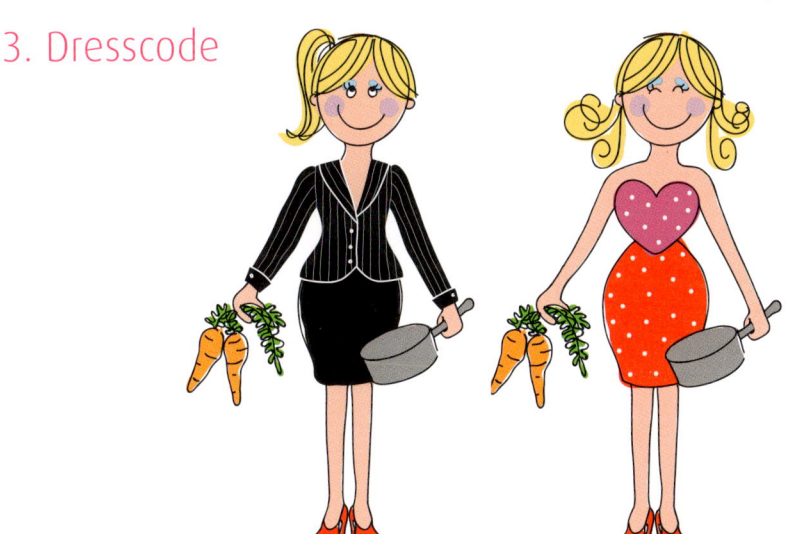

Stella wechselt den Stil ihrer Kleidung und genießt die kleinen Verwandlungen, ob Büro-Look, leger oder sportlich-elegant, Cocktail- oder Abendkleid. Innere Werte sind ihr definitiv wichtiger, aber sie weiß, was es heißt, sich dem Anlass entsprechend zu kleiden. Im Prinzip braucht auch ihr Essen eine Kleiderordnung, findet Stella, und als unverzichtbares Accessoire eine geschmeidige Sauce.

SO GEHT'S: Ob eine *Warme Sauce* zum Hauptgericht oder eine Sauce über dem Salat, eine Marinade oder die Flüssigkeit über dem Fleisch im Ofen – alles ist ein Dress für das Essen. Der Dresscode besteht darin, die richtigen Gewürze, Kräuter und Geschmacksträger (wie Essig, Öl, Joghurt, Butter, Sahne oder *Brühe)* zu wählen, um den Geschmack zu bekommen, der gerade passt. Diese vermischt man, und gibt sie zu den Zutaten. Die Dresscode-Formel lautet also:

GEWÜRZE UND KRÄUTER + GESCHMACKSTRÄGER + ZUTATEN = GERICHT

Bestimme die Stilrichtung deines Gerichts – mal extravagant, mal bodenständig, mal mondän oder einfach irgendwie, Hauptsache es schmeckt. Das Kleine Schwarze, also Salz und richtig guter Pfeffer, passt immer, denn es ist schlicht, aber trotzdem elegant.

An Rezepten wie *Hühnchen im Ofen, Einfache Sonntagshaxe, Ofenfisch* und deren Variationen siehst du, wie Stella es mit ihrem Dresscode hält. Sie ändert meist nur die würzige Sauce, alles andere bleibt gleich.

4. Farbrad

Je bunter desto besser – so sieht Stella das Leben! Und sie weiß, dass schöne Farben im Gemüse und auch im Obst Schönheitsschutz signalisieren, denn es sind Antioxidantien, eine der Kräfte der Nutraheldinnen, und meist haben sie noch andere magische Nutrastoffe im Gepäck. Stella macht es beim Aussuchen des Essens wie morgens am Kleiderschrank: Sie wählt nach Farben und stellt sich dabei ein Farbrad vor.

SO GEHT'S: Denk bunt, denn für die Essensmode gilt: Kombiniere so viele Farben wie möglich! Gemüse, Obst, Beeren und Früchte sind wie Superstars auf dem roten Teppich. Je bunter, desto schöner! Je knackiger, desto frischer! Iss bei jedem Essen eine Handvoll von einer Farbe, besser noch von zwei oder drei und wechsle im Lauf des Tages ab. So optimiert Stella ihre Vielfalt an Nutrastoffen noch mehr!

Alles, was ins Farbrad passt, kann roh oder gekocht gegessen werden, am besten beides und im Wechsel. Denn manche Nutrastoffe werden beim Kochen zerstört, andere aber erst richtig wirksam.

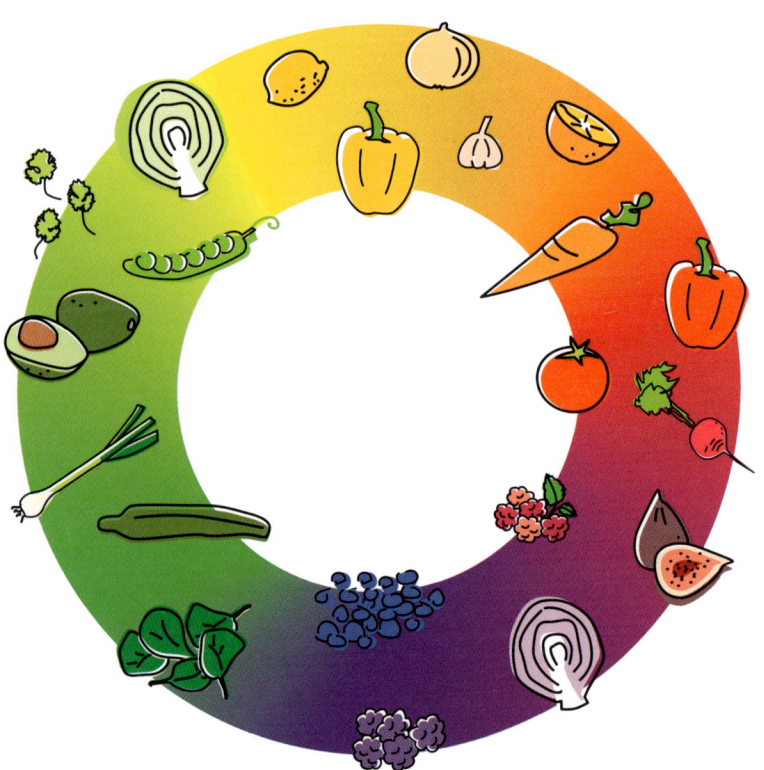

5. Multiplikationseffekt

Farbrad, So würz was und *Dresscode* kannst du natürlich frei miteinander kombinieren und so ganz einfach ein Vielfaches der einzelnen Variationen erzielen.

SO GEHT'S: Um nicht ständig neue Gerichte erfinden zu müssen, nutzt Stella wenige aber gute Grundrezepte und ändert den Geschmack immer wieder komplett, indem sie ein paar Sachen austauscht. Entweder die Zutaten, die Gewürze oder die Soßen – oder vieles auf einmal für den größten Multiplikationseffekt. Das ist praktisch und total einfach. Manchmal nimmt sie Sahne statt Öl oder Öl statt Butter. Manchmal wechselt sie die Gemüse aus, mal wählt sie andere Gewürze oder Kräuter. Sie nimmt Fisch statt Huhn etc. Du wirst sehen, nach und nach bekommst du selbst diese Küchencleverness, das passiert ganz automatisch. Bis es so weit ist, folge einfach Stellas Rezepten und ihren Variationen. Sie macht zum Beispiel aus einem *Omelett* aus Eiern mal eben schnell eine kleine Weltreise:

★ Omelett mit Tomaten und Oregano – italienisch
★ Omelett mit Bohnen, Mais, Oregano und Kumin – mexikanisch
★ Omelett mit Weißkraut, Frühlingzwiebeln, Koriander und Knoblauch – asiatisch
★ Omelett mit Lachs und Dill – skandinavisch
★ Omelett mit Zwiebeln und Curry – indisch
★ Omelett mit Fetakäse und gegrillter Paprika – balkanisch
★ Omelett mit Zucchini, Käse, Thymian, Rosmarin und Majoran – französisch

So könnte Stella ganz theoretisch an jedem Tag der Woche Omelett essen, nur jedes Mal mit variierten Zutaten und Geschmack! Aber keine Angst, das muss sie nicht – und du auch nicht. Die Zutaten turnen wie Akrobaten durch Stellas Wochentage, sie sucht sich aus, was ihr gerade gefällt, und sagt dann einfach »Allez Hopp!«.

$$4 \times 7 = 28$$

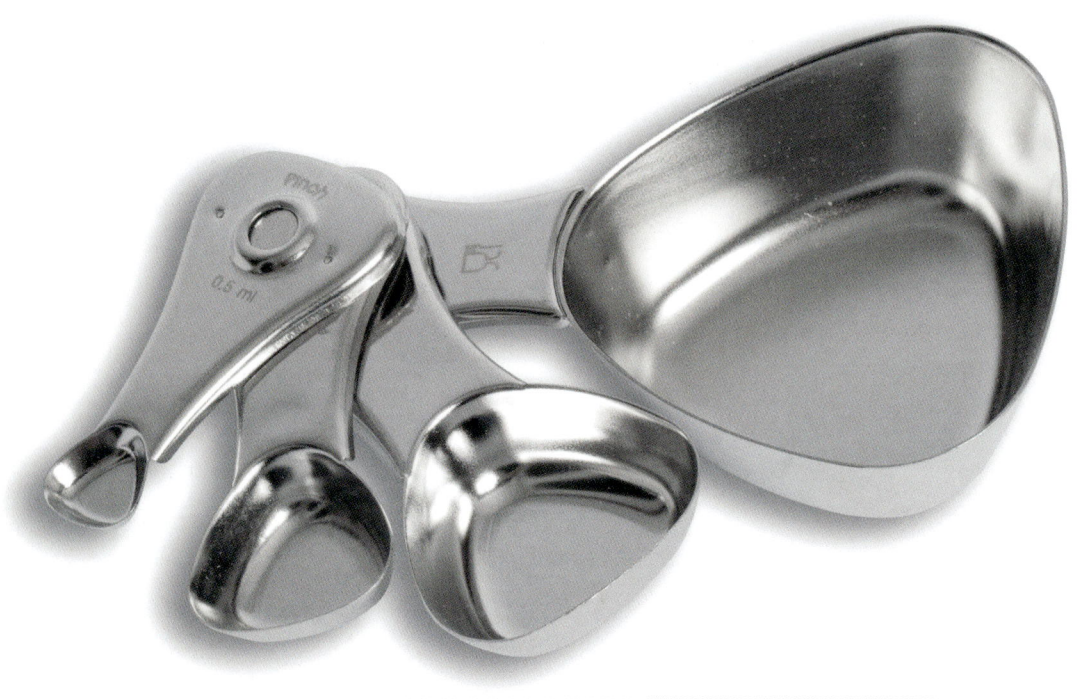

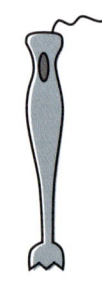

Pürierstab

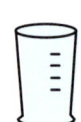

Messlöffelset Milliliter

Schneidebrett

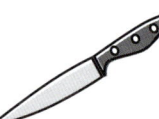

Messer

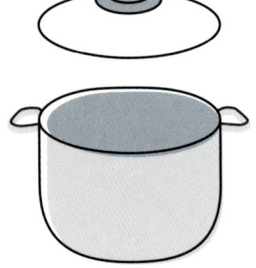

Topf

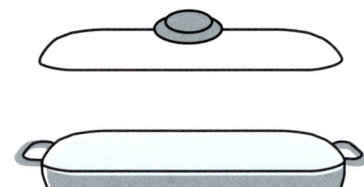

Glasform für den Ofen

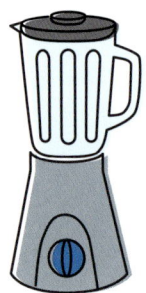

Mixer

CLEVERE REZEPTE

Weil Stella es einfach mag, haben ihre Rezepte (in der Regel für vier Portionen) wenige Zutaten und eine wiedererkennbare Struktur mit vielen Bildern. So reicht es beim zweiten Mal kochen nämlich, wenn sie nur die Bilder anschaut, und sie hat wieder etwas Zeit gespart…

Stellas Rezepte in diesem Buch sind keine ausgefeilten Gourmetrezepte mit bis ins Detail kreierten Geschmacksnuancen wie bei den Kochstars. Wir und Stella wollen alltägliche Küchencleverness vermitteln und damit zeigen, wie einfach Kochen ist. Es geht darum, den kleinsten gemeinsamen Nenner zu erkennen, um dann mit den Variationen der Rezepte loszulegen. Das trainiert das Geschmacksempfinden und befriedigt optimal den individuellen Appetit. Und trotz der Einfachheit der Rezepte öffnet sich ein weiter Foodhorizont, denn die Kombinationen sind unendlich. Stellas Rezepte entsprechen ihrem Geschmack. Du hast bestimmt einen anderen, ganz eigenen. Wunderbar! Probier dich aus: verändere Mengen, lass Zutaten weg und füge neue hinzu – so bekommst du ganz von allein deine eigene Küchencleverness und merkst, schwerer als so muss Kochen nicht sein!

Stellas Survivalausrüstung

Zuerst braucht man Stellas Survivalausrüstung, denn mit weniger geht's wirklich nicht in der Küche:

Das wichtigste Ausrüstungsstück ist ein Messlöffel oder Messbecher mit dem man 100 Milliliter abmessen kann. Stella bevorzugt das »Abmessen im Handumdrehen«, lässt die Waage im Schrank und spart Zeit. Alle Zutaten sind in handlichen Millilitermaßen gemessen – man nimmt einen, zwei oder drei Messlöffel, auch für trockene oder gehackte Zutaten. Ausnahme sind Zutaten, die man abgewogen bzw. in Packungen mit Grammangabe kauft (zum Beispiel Butter, Fleisch, Käse, Tiefkühlbeeren, Pilze). Hier kannst du ungefähr eine halbe Packung nehmen, ein Drittel der gekauften Menge und so weiter. Praktische Messlöffelsets, die auch gleich 50 Milliliter, Esslöffel und Teelöffel messbar machen, findest du in jeder Küchenabteilung. Stella hat ihres aus einem großen schwedischen Möbelhaus.

Ein Mixer ist sehr praktisch, es geht dann oft schneller und einfacher als mit dem Pürierstab, aber er ist kein Muss.

Und jetzt: Viel Spaß beim Versorgen und Schönerwerden!

WAS ZU TRINKEN?

Bevor wir uns jetzt gleich auf über 100 Seiten mit Essen beschäftigen, wollen wir erst noch einen großen Schluck trinken. Und auch beim Trinken möchte Stella ehrliche Geschmacks-erlebnisse haben und keinen Zucker trinken. Sie möchte ihren Körper optimal mit dem versorgen, wonach er verlangt, und ein durstiger Körper will Wasser. Für Stella ist ganz klar, wenn sie Hunger hat, isst sie, und bei Durst trinkt sie Wasser – ganz einfach aus der Leitung. (Eigentlich wollte sie nur nicht mehr schwer tragen, aber seitdem sie weiß, wie gut es für die Umwelt ist, kauft sie aus Überzeugung kaum noch Wasserflaschen.) Da Stella Abwechslung im Leben liebt, zaubert sie jeden Tag andere Geschmackstöne in ihr Wasser.

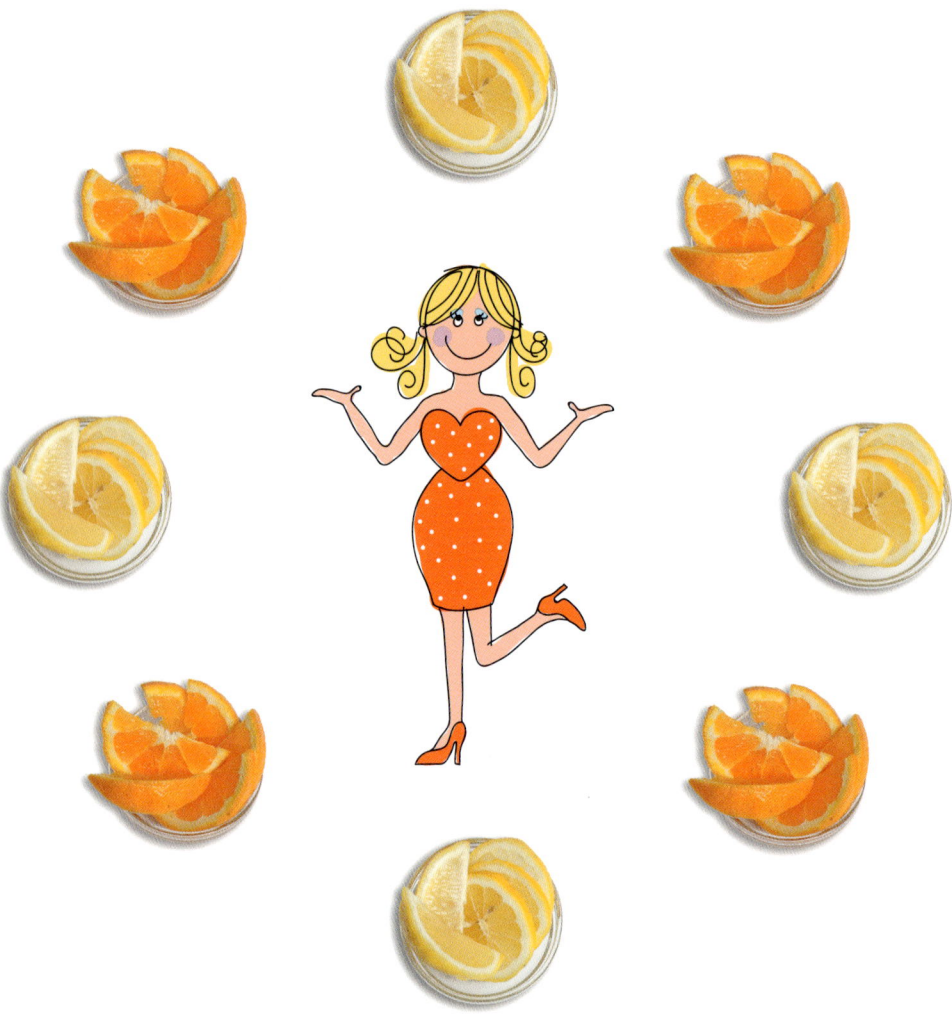

Ehrlich aromatisches Wasser

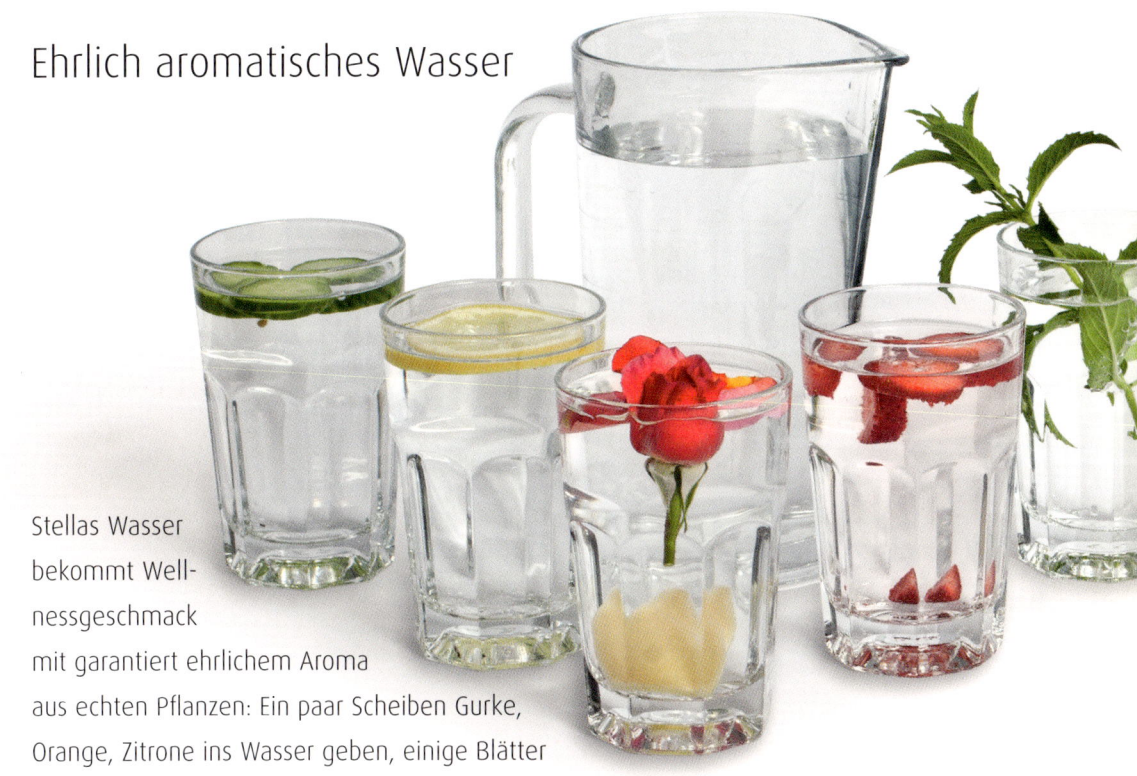

Stellas Wasser
bekommt Well-
nessgeschmack
mit garantiert ehrlichem Aroma
aus echten Pflanzen: Ein paar Scheiben Gurke,
Orange, Zitrone ins Wasser geben, einige Blätter
Minze oder Basilikum oder Stückchen von Ingwer, Melone, Erdbeeren oder Grapefruit, und
nach kurzer Zeit schon schmeckt das Wasser bezaubernd. Blumenblätter wie Rosen oder
Lavendel im Wasser geben ihr ein echtes Prinzessinnengefühl.

Sprudel-Luxus-Schorle

Manchmal will Stella
feiern mit prickeln-
dem Genuss, dann
mischt sie sich Schorlen
aus 2/3 sprudelndem
Mineralwasser und 1/3
Fruchtsaft. Frische Minze
macht es noch feierlicher.

FRÜHSTÜCK

Küchencleverness

Stella liebt frühstücken, auch wenn ihr manchmal nur ein paar Minuten zum Essen reichen müssen. Aber ohne Frühstück geht für sie gar nichts. Dann bekommt sie Kopfschmerzen. Außerdem weiß sie, dass sie nach einem guten Frühstück auch an stressigen Tagen besser die Ruhe bewahren kann. Es gibt Zeiten, in denen Stella oft das Gleiche zum Frühstück isst, aber sie wechselt ihr Frühstückskonzept auch manchmal ab. Hauptsache, es passt gut in ihren Alltag. Falls sie mal wieder verschlafen hat, wirft sie einfach eine Handvoll Nüsse und ein paar Trockenfeigen in die Tasche und isst sie auf dem Weg zur Arbeit.

Inspirationen aus der Wissenschaft

Iss Frühstück! Aber selbstverständlich nur, wenn du Hunger hast. Und Lust. Es gibt keine pauschale Lösung für das beste Frühstück, aber Studienergebnisse lassen vermuten, dass man seinem ehrlichen Hunger und Appetit auch hier vertrauen kann. Und aufgeschoben ist nicht aufgehoben: Wer sein Frühstück streicht, isst nicht weniger. Britische Biomediziner fanden heraus, dass sich der Körper mindestens die gleiche Menge an Energie später am Tag aus Mahlzeiten und Snacks holt.

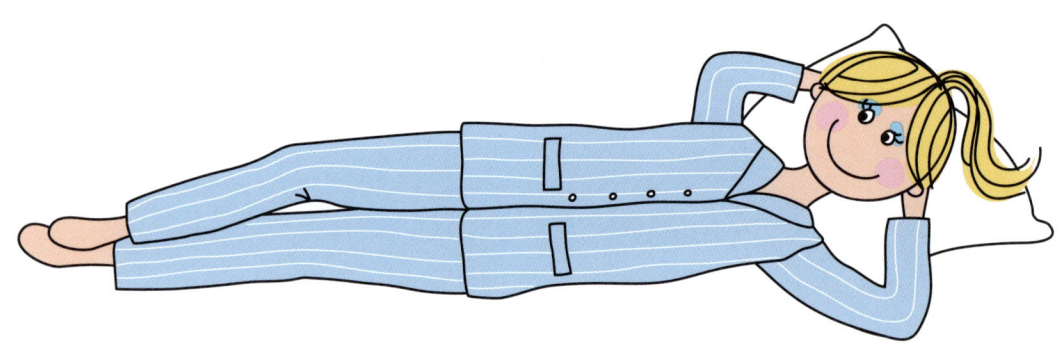

Stellas Birchermüsli

(4 Portionen)

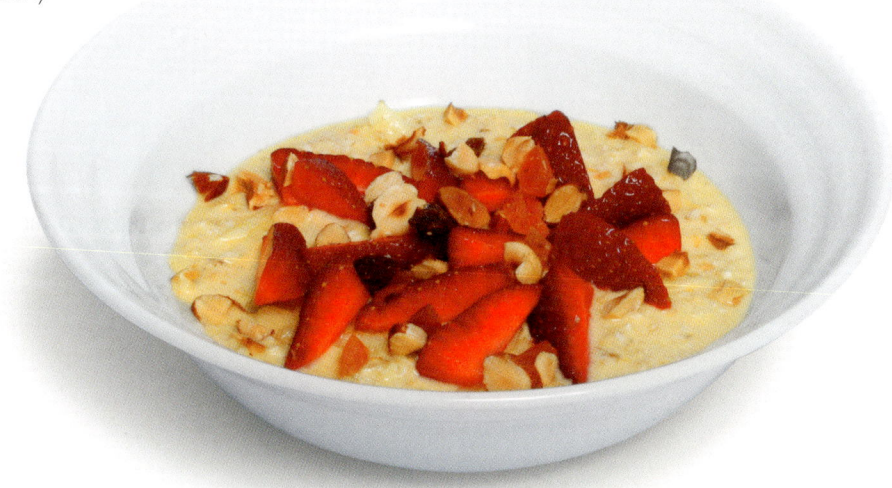

In eine Schüssel geben:

400 ml Haferflocken, kernig oder weich

200 ml Apfelsaft

Zur verbesserten Aufnahme der Nutra-

stoffe über Nacht bei Zimmertemperatur einweichen lassen.

Vorm Servieren hinzufügen:

1 Apfel, gerieben

200 ml Naturjoghurt, cremig

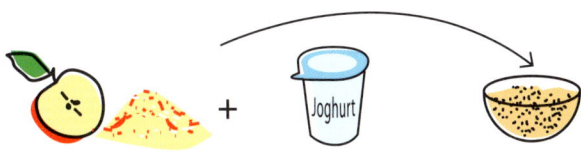

Vermischen. In Frühstücksschälchen servieren.

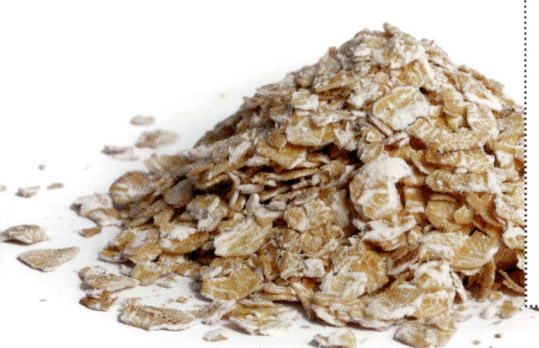

STELLAS ★ TIPP

Haferflocken-Apfelsaft-Mix auf Vorrat her-
stellen, er hält sich im Kühlschrank mehrere
Tage. Einfach jeden Morgen zum Frühstück
eine Portion mit Obst, Joghurt, Beeren und
Nüssen zubereiten.

Haferflockenporridge

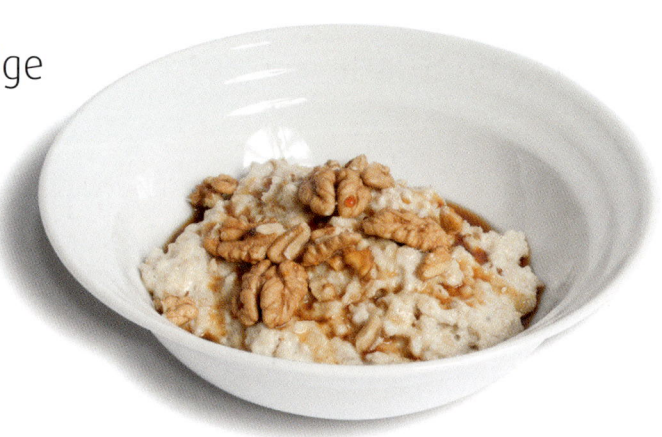

1 Portion Porridge =

100 ml Haferflocken +

250 ml Wasser oder Milch

(4 Portionen)

In einen Topf geben:

400 ml Haferflocken,

kernig oder weiche

900 ml Wasser (oder Milch)

Salz

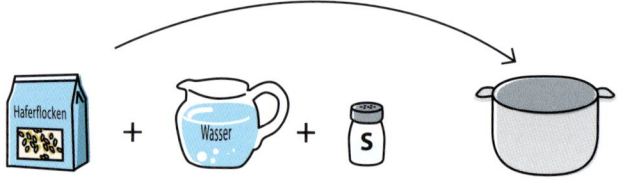

Zum Kochen bringen. 2–3 Minuten auf niedriger Stufe köcheln lassen, gelegentlich umrühren. Wenn der Porridge zu dick ist, nach und nach Wasser (oder Milch) hinzufügen, bis die gewünschte Konsistenz erreicht ist.

Wer die Konsistenz von Porridge nicht mag oder einfach mal Lust auf etwas anderes hat:

Klassischer Frühstücksteller

Frisches Gemüse, Käse und Butter. Mit *superdupergesundem Brot* servieren.

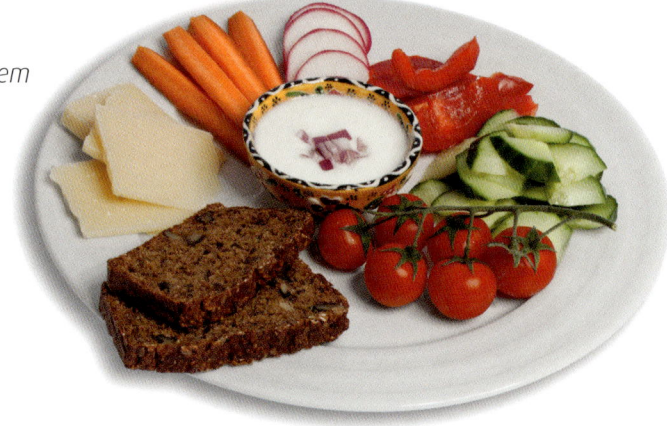

Haferschrotporridge

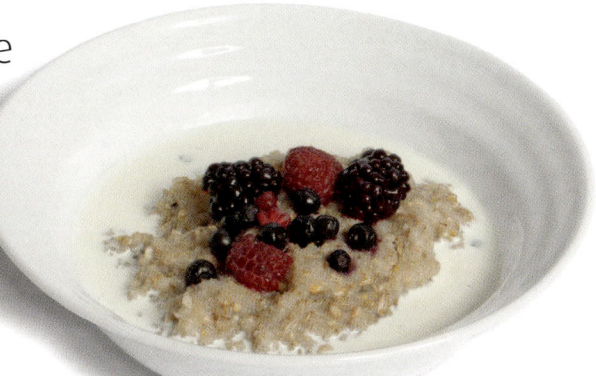

1 Portion Porridge =
100 ml Haferschrot +
250 ml Wasser oder Milch

(4 Portionen)

In einen Topf geben:
1 Liter Wasser (oder Milch)
Zum Kochen bringen.

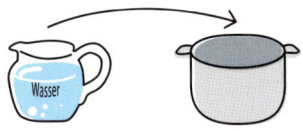

Zu kochendem Wasser hinzufügen:
400 ml Haferschrot, grob
Salz

Auf niedriger Hitze unter ständigem Rühren aufkochen.
Auf niedriger Hitze 20–30 Minuten köcheln lassen,
gelegentlich umrühren.
Wenn der Porridge zu dick ist, nach und nach Wasser (oder Milch) hinzufügen.
Zur Verkürzung der Garzeit und zur verbesserten Aufnahme der Nutrastoffe den groben
Haferschrot über Nacht in Wasser einweichen.

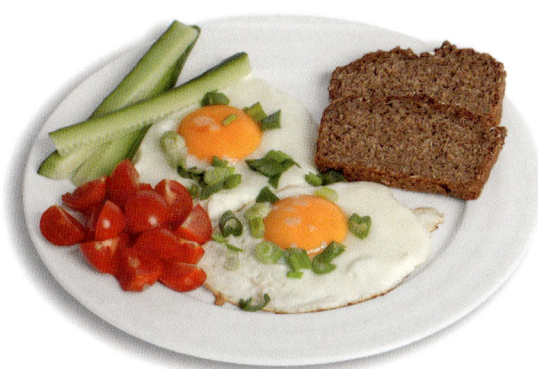

Ei wie lecker!

Frisches Gemüse, Omelett,
Spiegelei, Rührei oder
gekochtes Ei.
Mit *superdupergesundem Brot*
servieren.

GESCHMACK

Küchencleverness

Neben den Hauptzutaten bestimmen vor allem Kräuter und Gewürze den Geschmack des Essens. In jedem Kulturkreis beherrschen andere Würzmittel die Geschmacksrichtung. Der typische Charme einer Kochrichtung, beispielsweise der indischen, italienischen oder mexikanischen Gerichte, lässt sich oft schon durch einen Mix nur weniger Kräuter und Gewürze versprühen. Bestimmte Gewürze passen besonders gut zueinander. Es hängt aber auch von deinen individuellen Vorlieben ab und davon, was du gewohnt bist.

Die Gewürzmischungen hat Stella so kombiniert, dass du nicht überlegen musst, was zueinander passt, aber ganz schnell unterschiedliche Geschmacksrichtungen herbeizaubern kannst.

Neben den Zutaten und den Kräutern und Gewürzen braucht das Gericht eine Basis, in der sich der Geschmack so richtig entfalten kann. Als Geschmacksträger besonders geeignet sind Öle, Butter, andere Fette oder fetthaltige Flüssigkeiten wie Joghurt, Sahne oder Kokosmilch.

Gewürze enthalten wirklich potente Wirkstoffe und mehr bedeutet hier nicht besser! Im normalen Rahmen ist, was wirklich gut schmeckt. Hör auf deinen Körper und deine Geschmacksknospen.

Inspirationen aus der Wissenschaft

Geschmack ist wichtig für den Körper. Wissenschaftliche Untersuchungen weisen darauf hin, dass Geschmack dem Körper Informationen über die Inhaltstoffe des jeweiligen Essens gibt. Er hat also großen Einfluss auf die Nahrungsauswahl. Und: Geschmack ist wichtig für die Seele, denn er bedeutet Genuss und Entspannung.

Gewürze und Kräuter stecken randvoll mit Nutrastoffen, ein Zeichen dafür ist der intensive Geschmack. Ihre Substanzen machen das Essen verdaulicher, stärken das Immunsystem, schützen die Zellen vor freien Radikalen, hemmen Krebs und senken den Blutdruck – um nur ein paar Beispiele zu nennen.

Kaffee für die Seele

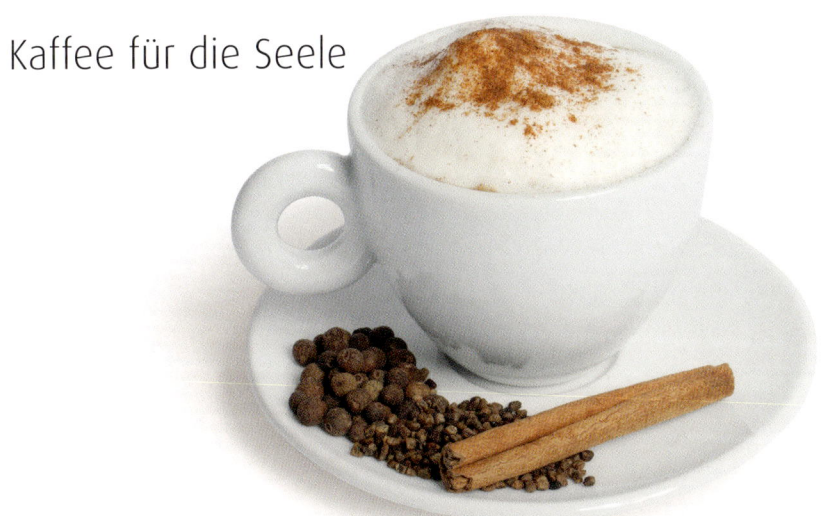

Mit dieser Gewürzmischung bekommt jede Tasse Kaffee oder Tee eine völlig neue Geschmacksdimension! Wenn du die Wirkung des Seelenkaffees nicht gleich spürst, stell dir einmal den Knalleffekt vor, mit dem Ritter Antioxidans und der edle Anti-Inflammator durch deinen Körper reiten und das Böse bekämpfen. Und wenn das auch nicht hilft, geh einfach etwas früher ins Bett ...

In eine Schüssel geben:

1 Teelöffel Ingwer, getrocknet und gemahlen
1 Teelöffel Zimt
1 Teelöffel Kardamom, gemahlen
1/2 Teelöffel schwarzen Pfeffer, gemahlen
1/2 Teelöffel Muskatnuss, gemahlen
1/4 Teelöffel Nelke, gemahlen
Gut vermischen.
Luftdicht verschlossen aufbewahren.
Eine Prise davon (oder zwei) in den
Kaffee (oder Tee).

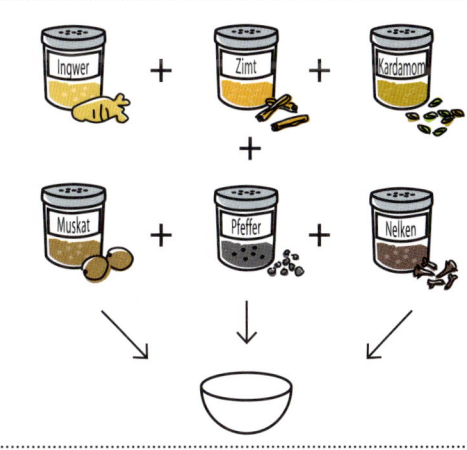

STELLAS ★ TIPP

Experimentiere mit den Mengen und auch mit deinen eigenen Gewürzen. Wenn du es scharf magst – füge Chilipulver hinzu.

Gewürzmischungen

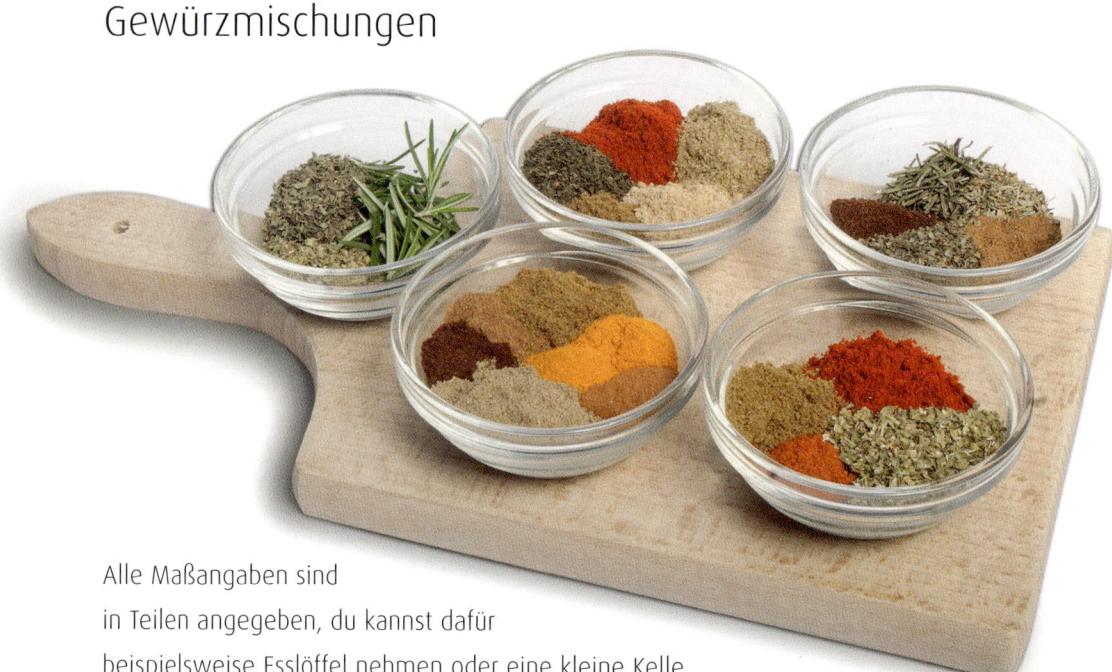

Alle Maßangaben sind
in Teilen angegeben, du kannst dafür
beispielsweise Esslöffel nehmen oder eine kleine Kelle.
Niemals zu viel auf einmal mischen, denn getrocknete Gewürze verlieren mit der Zeit ihr Aroma. Eine kleine Dose reicht für den Anfang. Wenn du ein Gewürz
nicht magst oder gerade nicht im Haus hast, lass es weg oder ersetze es. Viel Spaß mit
deinem Gewürzlabor!

Zubereitung:
Alle Zutaten in eine Schüssel geben.
Sorgfältig vermischen.
Luftdicht verschlossen aufbewahren.

STELLAS ★ TIPP

Experimentiere mit Gewürzen und stelle selbst Mischungen zu-
sammen. Dabei kannst du nichts falsch machen, nur ein
Königreich der Geschmäcker entdecken. Verwende ›Irgendetwas
fehlt‹, um Gerichten mehr Pep zu verleihen, aber denk dran, dass
häufig schon eine Prise Salz Wunder bewirken kann.

VARIATIONEN

Französisch

1 Teil Thymian, getrocknet

1 Teil Majoran, getrocknet

1 Teil Rosmarin, getrocknet

1/4 Teil Muskatnuss, gemahlen

1/4 Teil Nelke, gemahlen

Italienisch

1 Teil Rosmarin, getrocknet

1 Teil Oregano, getrocknet

1 Teil Basilikum, getrocknet

1 Teil Majoran, getrocknet

Orientalisch

1 Teil Zimt

1 Teil Kardamom, gemahlen

1 Teil Kreuzkümmel, gemahlen

1 Teil Koriander, gemahlen

1/2 Teil Kurkuma, gemahlen

1/4 Teil Muskatnuss, gemahlen

1/4 Teil Nelke, gemahlen

Indisch

1 Teil Minze, getrocknet und gemahlen

1 Teil Kreuzkümmel, gemahlen

1 Teil Koriander, gemahlen

1 Teil Ingwer, gemahlen

1 Teil Paprika, edelsüß

1/2 Teil Kurkuma, gemahlen

1/4 Teil Chilipulver (optional)

Mexikanisch

1 Teil Oregano, getrocknet

1 Teil Kreuzkümmel, gemahlen

1 Teil Paprika, edelsüß

1/2 Teil Kurkuma, gemahlen

1/4 Teil Chilipulver (oder mehr, wenn man es scharf und würzig mag)

Irgendetwas fehlt

1 Teil Knoblauchpulver

1 Teil Zwiebelpulver

1/2 Teil schwarzer Pfeffer, gemahlen

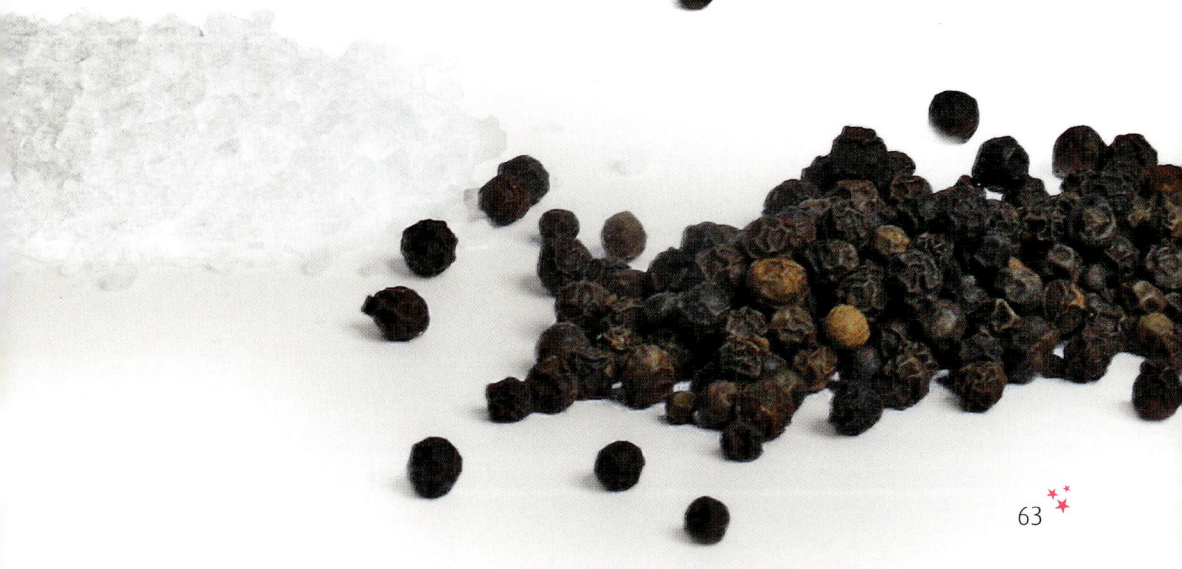

Streu-drüber-Gomasio

Stella weiß, dass Gomasio eigentlich kein
Gewürz ist. Aber sie benutzt es wie eines, denn
es verströmt einfach ein traumhaftes Aroma – wenn
man Sesam mag …

In heiße Pfanne geben:

10 Teile Sesamkörner

Auf hoher Temperatur rösten, bis
hellbraun und duftend (kein Öl verwenden)
Beiseite stellen und abkühlen lassen.

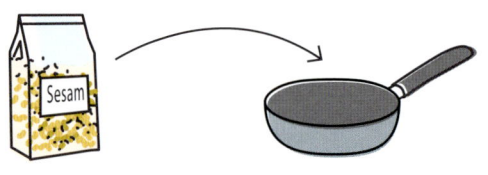

Hinzufügen (optional):

1 Teil Salz

Gut vermischen.
Luftdicht verschlossen aufbewahren.

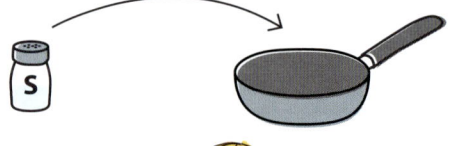

STELLAS ★ TIPP

*Große Mengen Gomasio herstellen und immer griffbereit
halten und ›Streu drüber‹-Strategie nutzen, wann und
wie es dir gerade gefällt. Sesamkörner sind voller Mineralstoffe für die Schönheit: zum Beispiel Kupfer, Mangan,
Calcium und Magnesium. Also: Sesam, öffne dich!*

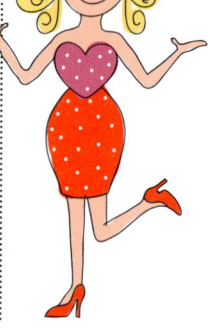

SALZ UND PFEFFER

Küchencleverness

Viele Gerichte schmecken schon gigantisch, wenn sie nur mit einem bisschen Salz und hochwertigem Pfeffer abgewürzt sind. Stella nennt keine Mengen für diese Würze, es ist absolute Geschmackssache.

Fang einfach mit einem halben Teelöffel Salz für 4 Personen an und gib danach Prise für Prise mehr dazu, bis es salzig genug ist. Nimm lieber zu wenig – am Tisch kann jeder für sich noch weitersalzen.

Bei Pfeffer gilt mehr Vorsicht, ein viertel Teelöffel. Zu viel Pfeffer und das Essen schmeckt nur noch scharf. Schwarzer Pfeffer passt immer, weißer Pfeffer aber auch. Du kannst auch grünen Pfeffer nehmen. Geschmackssache!

Übung macht den Meister – mit der Zeit lernst du, wie Salz und Pfeffer dir am besten schmecken! Rom wurde auch nicht an einem Tag erbaut!

Inspirationen aus der Wissenschaft

Der Körper braucht Salz für seinen Stoffwechsel und mit etwas Salz schmeckt alles einfach attraktiver. Pfeffer gilt traditionell als verdauungsfördernd. In Indien und China sagt man, Pfeffer wärmt. Die westliche Wissenschaft erforscht gerade seine antioxidativen Wirkungen und seine direkten Effekte für ein längeres Überleben der Zellen. Stella entdeckt tagtäglich, dass Pfeffer ihren Blick verschönert – denn er weckt ihre Lebensgeister.

Kaltes Dressing

Stella findet, noch einfacher kann man kalte Sauce kaum machen. Kaltes Dressing passt überall da, wo gerade ein bisschen Geschmack gebraucht wird oder noch der richtige Dreh für die Textur fehlt. Zu Salaten, Bohnen-, Hafer-, Kartoffel-, Fischgerichten und so weiter! Bestimme den Dresscode und entwirf deine eigenen Varianten mit den Gewürzmischungen, gerade hierzu sind sie optimal!

Grunddressing I: Joghurt

(4 Portionen)

In eine Schüssel geben:

100 ml Joghurt

Zutaten für gewünschte Geschmacksrichtung hinzufügen.

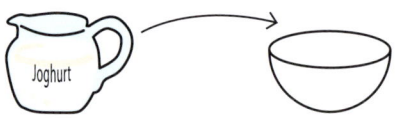

Grunddressing II: Essig

(4 Portionen)

In eine Schüssel geben:

50 ml Essig (oder Zitronensaft)

50 ml Öl

Zutaten für gewünschte Geschmacksrichtung hinzufügen.

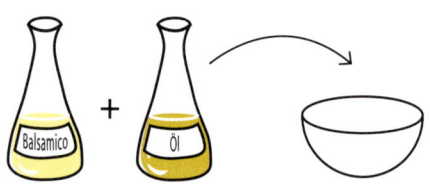

Mamas Pesto

Zu *Grundrezept I oder II* hinzufügen:

1–2 Esslöffel Pesto

Salz & Pfeffer

Gut vermischen.

Curry

Zu *Grundrezept I oder II* hinzufügen:

1 Teelöffel Currypulver

1 Teelöffel Banane, gequetscht (oder Honig)

Salz & Pfeffer

Gut vermischen.

Erdbeer-Knoblauch-Mix

Zu *Grundrezept I oder II* hinzufügen:

1–2 Esslöffel Erdbeermarmelade

1 Knoblauchzehe, gepresst

Salz & Pfeffer

Gut vermischen.

Honig-Senf-Ballade

Zu *Grundrezept I oder II* hinzufügen:

1–2 Esslöffel Senf

1 Esslöffel Honig (oder dunklen Sirup)

Salz & Pfeffer

Gut vermischen.

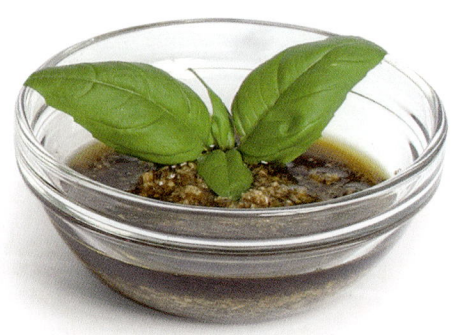

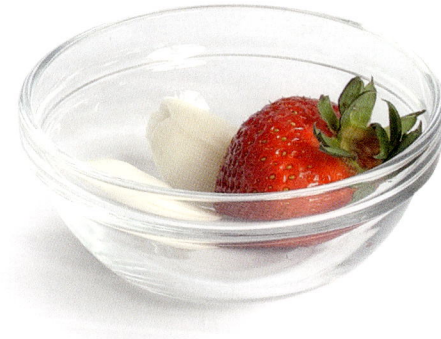

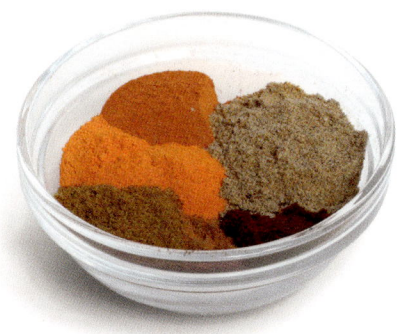

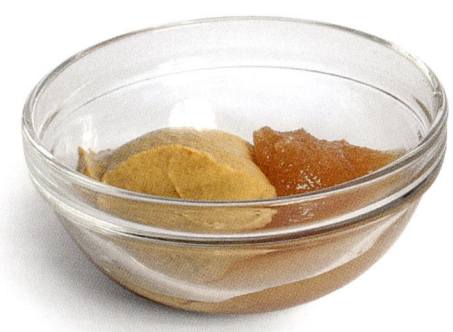

Warme Sauce

Manchmal mag Stella es warm, wie eine kleine Massage von innen. Dann ändert sie den *Dresscode* und macht statt kaltem Dressing lieber eine warme Sauce. Hierzu passt Sahne optimal, aber manchmal hat Stella eher Lust auf Butter oder den köstlichen Geschmack von warmen Olivenöl. Es ist so einfach zu machen, man glaubt es kaum.

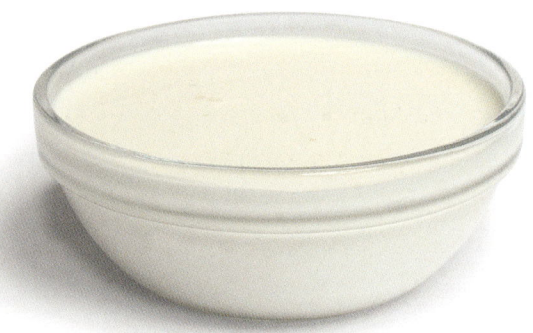

Grundsauce I: Sahne
(4 Portionen)

In einen Topf geben:

100–200 ml Sahne

Zutaten für gewünschte Geschmacksrichtung hinzufügen, rasch aufkochen und servieren.

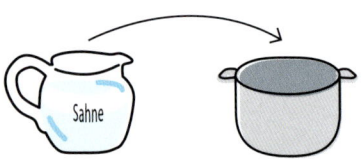

Grundsauce II: Butter (oder Öl)
(4 Portionen)

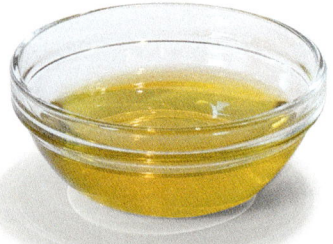
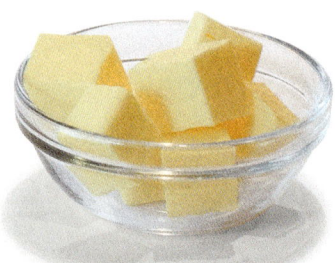

In einen Topf geben:

50–100 g Butter (oder 50–100 ml Öl)

Zutaten für gewünschte Geschmacksrichtung hinzufügen, rasch aufkochen und servieren.

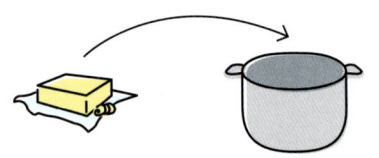

Zitrone & Pfeffer

Zu *Grundrezept I oder II* hinzufügen:

Schale von 1/2 Zitrone, gerieben

1/2 Teelöffel Pfeffer, frisch gemahlen

Salz

Gut vermischen.

Ketchup & Basilikum

Zu *Grundrezept I oder II* hinzufügen:

1–2 Esslöffel Ketchup

1 Teelöffel Basilikum, frisch gehackt

Salz & Pfeffer

Gut vermischen.

Grünes Thaicurry

Zu *Grundrezept I oder II* hinzufügen:

1–2 Teelöffel Currypaste, grün

1 kleinen Daumen Ingwer, gerieben

Salz & Pfeffer

Gut vermischen. (Sahne kann durch Kokosmilch ersetzt werden.)

Senf

Zu *Grundrezept I oder II* hinzufügen:

1–2 Esslöffel Senf

Salz & Pfeffer

Gut vermischen.

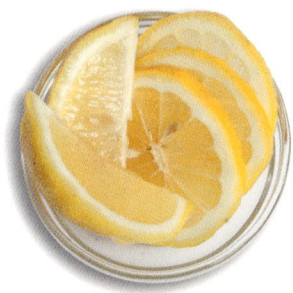

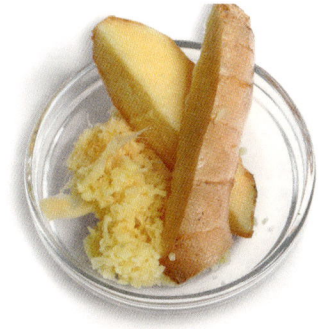

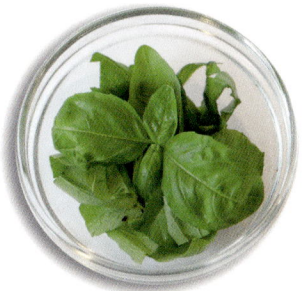

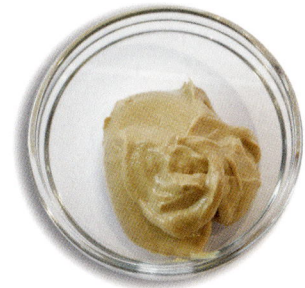

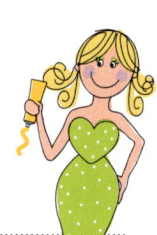

STELLAS ★ TIPP *Nutz die ›So würz was‹-Strategie und experimentiere selbst. Vergiss dabei nicht frische Kräuter für eine völlig neue Geschmacksdimension!*

STELLAS FARBRAD-SALAT

Für Stellas Farbrad-Salat kann man so ziemlich jedes Gemüse nehmen, das man gerade zur Hand hat, und manchmal auch Obst. Pro Portion etwa eine Handvoll Zutaten. Stella möchte immer viele Farben, so wird ihr Leben bunt! Mit den kalten Dressings und warmen Saucen erreicht sie unendliche Geschmacksvielfalt für Salate – je nach Lust und Laune! Ihre Formel für den Salat:

Farbrad-Zutaten ✦ Bohnen und Linsen (wenn es mehr sättigen soll) ✦ Dresscode-Dressing

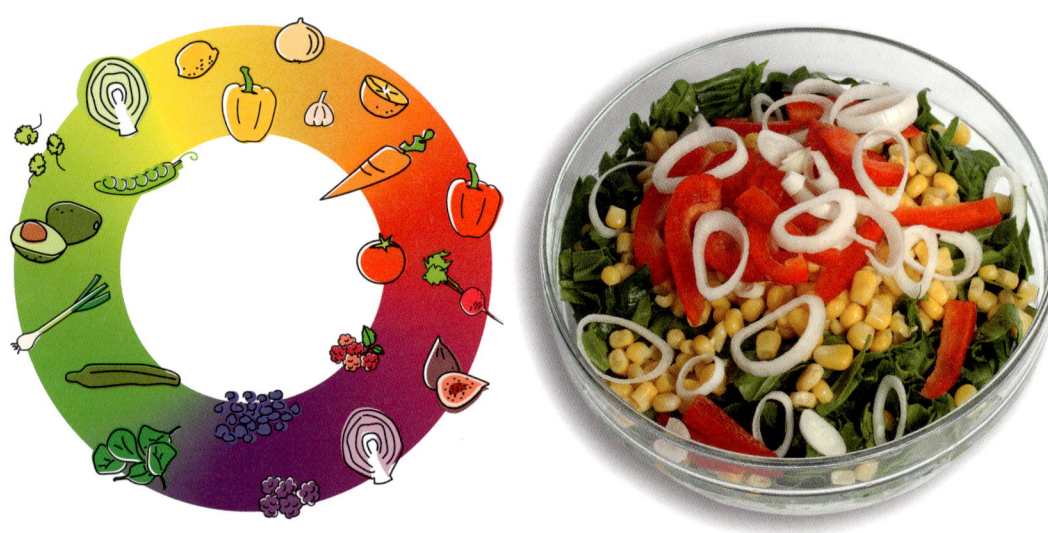

Stellas Farbrad-Zutaten sind zum Beispiel:

ROT Tomate, rote Paprika, Apfel, Erdbeere, Johannisbeere

GRÜN Feldsalat, Kohl, Spinat, Romanasalat, Avocado, Frühlingszwiebel

GELB Mais, gelbe Paprika, Zwiebel

ORANGE Möhre, orangefarbene Paprika, Orange, Pfirsich

VIOLETT Rote Bete, Rotkohl, Radieschen, rote Zwiebel, Trauben, Brombeeren

WEISS weiße Zwiebel, Rettich, Fenchel, Petersilienwurzel, Knoblauch

   Wenn Stella warmen Salat will, nimmt sie den Wok oder eine große Pfanne, gibt etwas Öl hinein und brät alle oder manche Salatzutaten unter Rühren ganz kurz an – ein schicker Stir-Fry eben! Zurück in die Schüssel damit und Dressing oder Sauce dazu.

LUNCHBOX

Wenn du deine Lunchbox so simpel wie möglich gestalten willst, mach es wie Stella und fülle sie mit einer Auswahl von:

Bohnen oder übriggebliebenen *gekochten Kartoffeln* (gewürfelt) oder *gekochtem Hafer*

+ *Farbrad:* frisches Gemüse (zum Beispiel Tomate, Avocado, Gurke, Möhre, Mais etc.)

+ *Dresscode:* kaltes Dressing oder Sauce

+ *So würz was:* Variiere mit Gewürzen und frischen Kräutern

+ *Streu drüber:* gehackte Nüsse, Saaten, Gomasio

Variiere einfach mit den Mengen, bis du findest, dass es gut aussieht. Durch verschiedene Gewürze und Dressings lassen sich endlos viele Geschmacksexplosionen schaffen – jeden Tag aufs Neue!

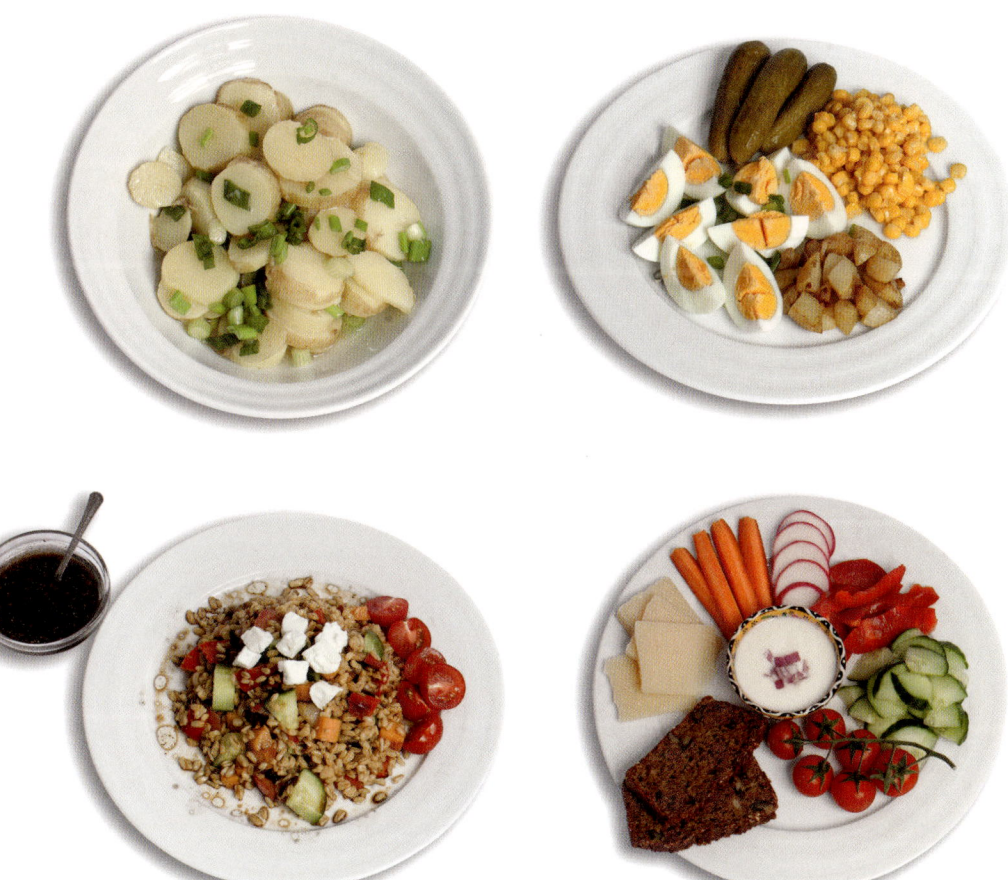

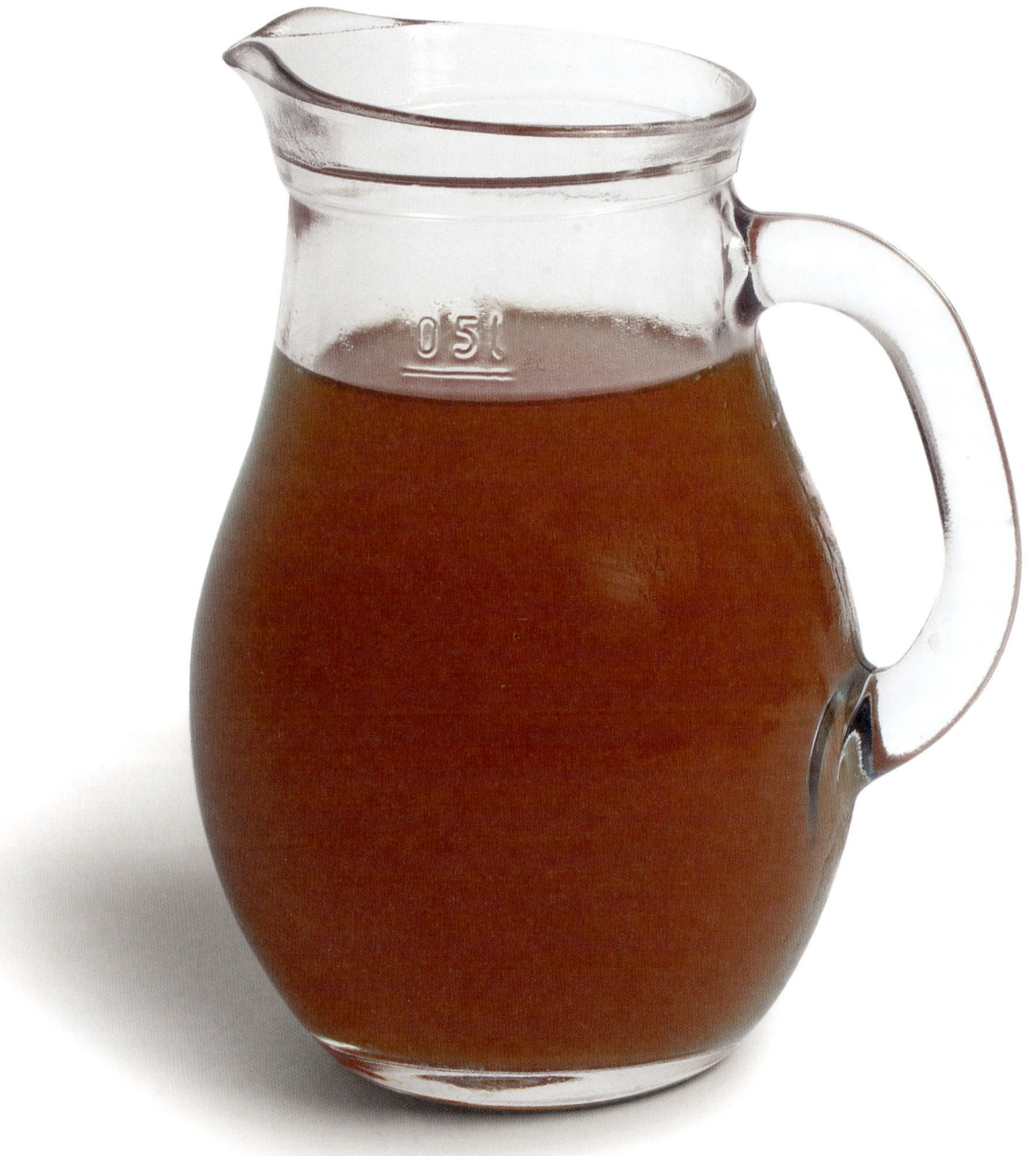

BRÜHE

Küchencleverness

Ohne Brühe geht in der Küche gar nichts, findet Stella. Sie ist ihre Grundlage für Suppen und Saucen, verwandeln das *HaferOtto* in einen Gourmetgenuß und gibt auch einer Gemüsepfanne das gewisse Etwas. Brühen sind wundervolle Elixiere, leicht verdaulich, reich an Geschmack und voller Nutrastoffe. Stella liebt sie besonders wegen ihres Kollagens, das enthält die Brühe allerdings nur, wenn Bindegewebe und Knochen mitgekocht wurden. Ein bisschen Essig oder Zitrone hilft das Kollagen beim Kochen aus dem Knochen zu lösen. Je mehr Kollagen, desto dickflüssiger wird die Brühe, wenn sie kalt wird.

Inspirationen aus der Wissenschaft

Gute Brühe weckt Tote auf, sagt man. Sie gilt als Allheilmittel, wird aber besonders wegen der Mineralstoffe und des Kollagens geschätzt. Traditionell gibt man Fleisch- und Knochenbrühen zur Stärkung und Hühnersuppe zur Heilung bei Grippe. Neu ist, dass Brühe auch entspannt. Und zwar nicht nur den Geist, sondern auch die Blutgefäße, so senkt Hühnerbrühe angeblich den Blutdruck. Zellen werden außerdem durch die antioxidativen Eigenschaften der Suppe vor Stress geschützt.

Miss Kollagen

STELLAS ★ TIPP

Je länger, desto besser: Stella macht ihre Brühe am Wochenende und lässt sie gerne 24–30 Stunden köcheln. Sie schaltet den Herd immer ein, wenn sie zu Hause ist, schaltet ab, wenn sie weggeht, und dann wieder ein, und aus, bis sie meint »jetzt reicht's«... Wenn du ein ganzes Huhn mitkochst, nimm es nach etwa 1 Stunde heraus, entferne das schöne gekochte Fleisch und koche die Knochen weiter in der Brühe. Das Fleisch kannst du für Salate, Currys, Suppen, Tortillas etc. verwenden. Wenn du Brühe einfrieren willst, nutze kleine Gefäße (50–100 ml), dann kannst du sie direkt zum Kochen verwenden.

Stellas schlichte Brühe vom Huhn

(4 Portionen)

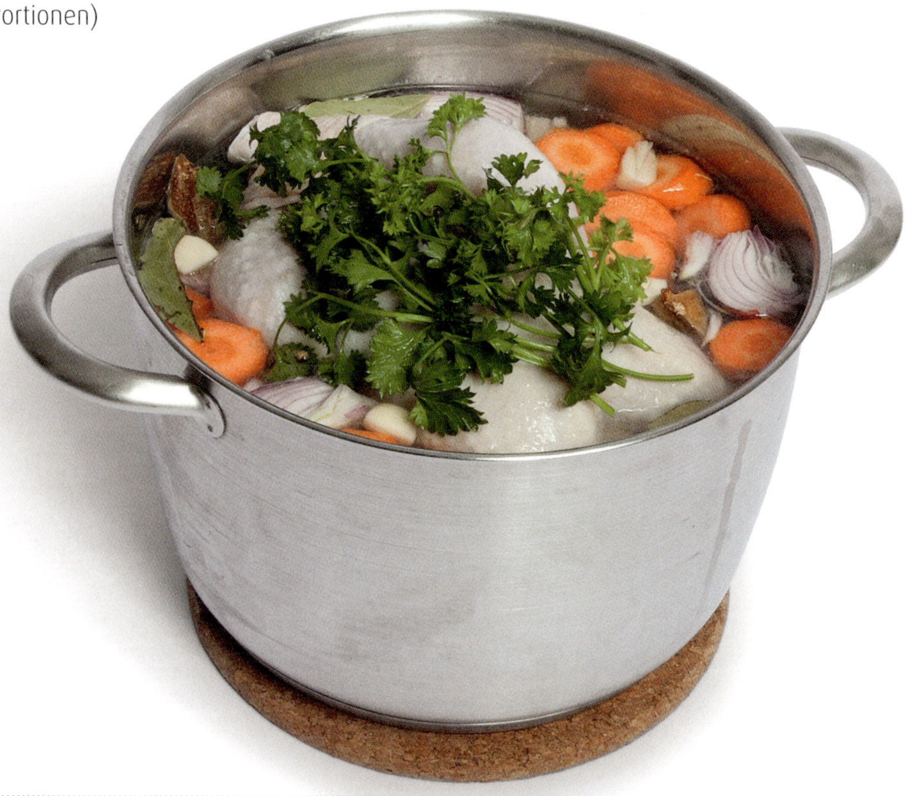

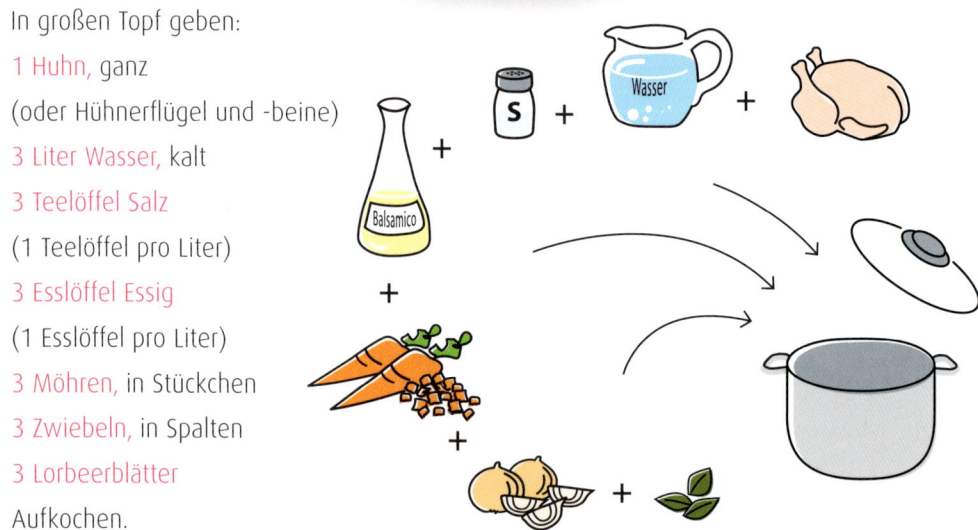

In großen Topf geben:

1 Huhn, ganz

(oder Hühnerflügel und -beine)

3 Liter Wasser, kalt

3 Teelöffel Salz

(1 Teelöffel pro Liter)

3 Esslöffel Essig

(1 Esslöffel pro Liter)

3 Möhren, in Stückchen

3 Zwiebeln, in Spalten

3 Lorbeerblätter

Aufkochen.

Auf niedriger Hitze mindestens 3–4 Stunden köcheln lassen.

Mit einem Sieb Brühe von Zutaten trennen. Knochen und Gemüse entsorgen.

Brühe abkühlen lassen und über Nacht in den Kühlschrank stellen.

Am nächsten Morgen die obere Fettschicht entfernen. Brühe bald verbrauchen oder für später einfrieren.

Stellas beste Brühe

Einfach noch leckerer ...

Grundrezept für *Stellas Brühe vom Huhn* befolgen und hinzufügen:

3 Feigen, getrocknet

1 großen Daumen Ingwer, gehackt

3 Knoblauchzehen

1 großen Bund Petersilie

10 schwarze Pfefferkörner, ganz

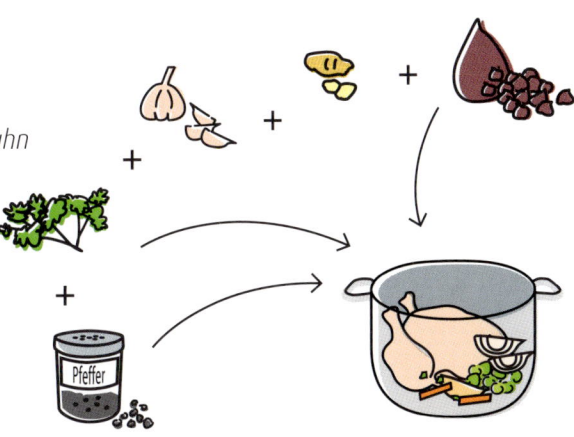

VARIATIONEN

Stellas Fischbrühe

Statt Huhn:

Kopf und Gräten von 2 mittelgroßen Fischen

Rezept für *Stellas Brühe vom Huhn* befolgen, Angaben jedoch auf 2 Einheiten reduzieren (d.h. 2 Liter Wasser, 2 Teelöffel Salz, etc.)

3–12 Stunden kochen.

Stellas Rinder- oder Kalbsbrühe

Statt Huhn:

1,5 kg Knochen vom Rind oder Kalb

Für eine dunkle Brühe die Knochen ca. eine Stunde bei 175 °C im Ofen rösten, bis sie bräunlich sind. Rezept für *Stellas Brühe vom Huhn* befolgen.

STELLAS ★ TIPP *Experimentiere mit deinen Lieblingskräutern und -gewürzen und kreiere so deine ganz persönliche Brühe. Du kannst auch beliebige Gemüsesorten hinzufügen. Nimm, was du gerade im Haus hast!*

Stellas harmonischer Ramen

(4 Portionen)

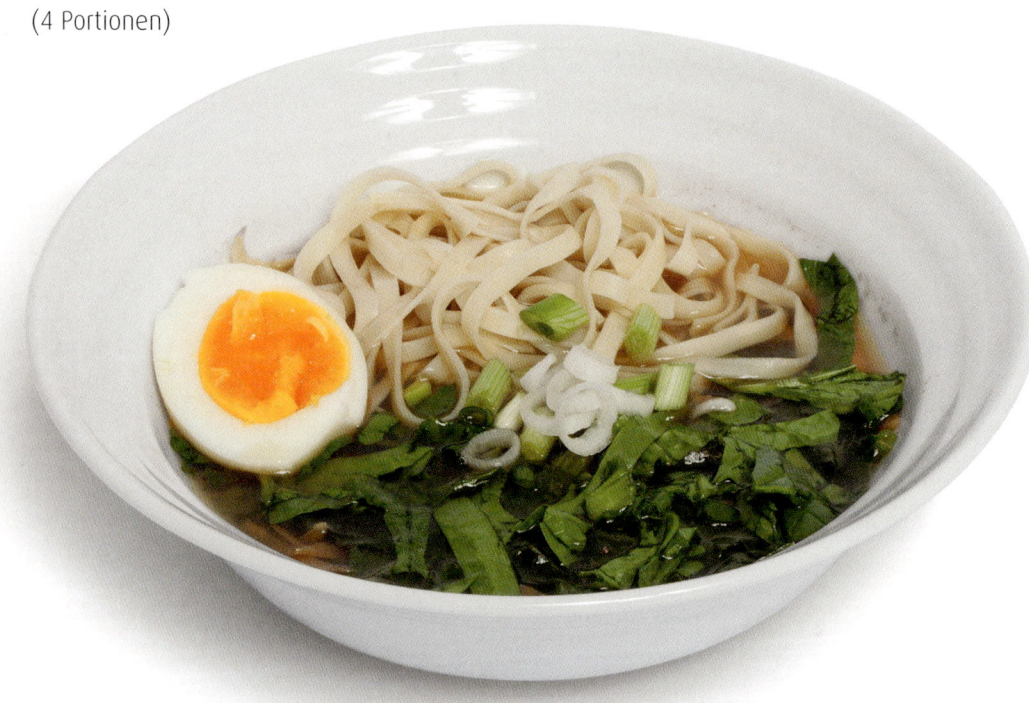

Ramen ist ein japanisches Gericht, das Stella für uns weiterentwickelt hat. Mit minimalem Aufwand und nur wenigen Zutaten verwandelt man jede Brühe so in ein echtes Hauptgericht.

Zunächst kochen:

100 g Nudeln

(Ramen- oder Eiernudeln)

Anweisungen auf der Packung folgen, kalt abschrecken und beiseitestellen.

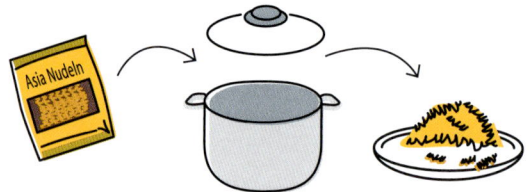

In einen Topf geben:

1 Liter Stellas Brühe

Rasch erhitzen und bei niedriger Hitze köcheln lassen.

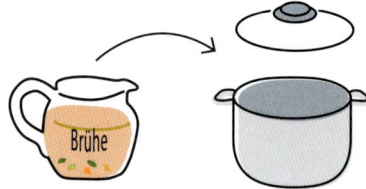

Hinzufügen:

1 Möhre, geraspelt

4 gute Handvoll Spinat, in Streifen

1 Knoblauchzehe, gehackt

1/2 Daumen frischen Ingwer, gehackt

Salz & Pfeffer

5–7 Minuten köcheln lassen.

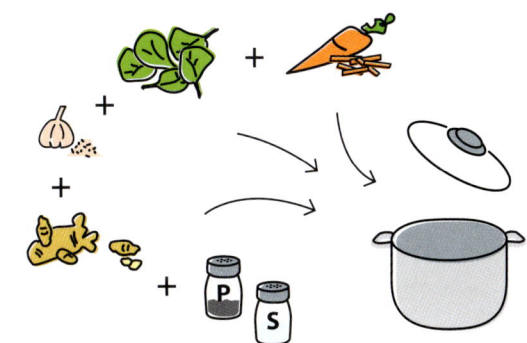

Nudeln dazugeben.

Mit einem halben gekochten Ei

(optional) pro Person servieren.

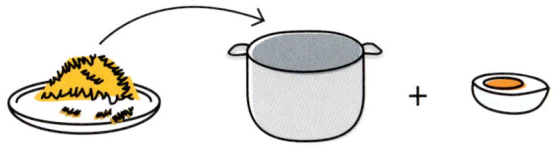

Stärkende Proteine (optional):

★ Lachs aus der Dose   ★ Kidneybohnen

★ gebratenes Hackfleisch und/oder übriggebliebenes Fleisch von anderen Gerichten, in dünnen Scheiben (100 g für 4 Personen).

Erst kurz vorm Hinzufügen von Nudeln und Ei direkt in der Brühe erhitzen.

Weitere tolle Ramen-Gemüsesorten:

(Insgesamt 3 Handvoll Gemüse, etwa 400 g, für 4 Personen)

★ Zucchini   ★ Brokkoli   ★ Bohnensprossen   ★ Frühlingszwiebeln

★ Weißkohl   ★ Lauch   ★ Mais   ★ Cherrytomaten

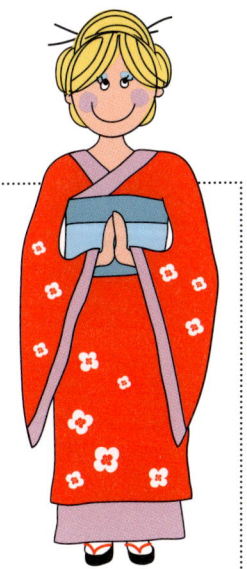

STELLAS ★ TIPP

Statt Nudeln nimmt Stella manchmal gekochte Vollkornnudeln, gekochten Hafer oder Reis. Du kannst mit ›So würz was‹ experimentieren und Gewürze wie Curry, Kreuzkümmel, Basilikum etc. ausprobieren. Für mehr Nutrareichtum ›Streu drüber‹ jede Portion eine Mischung von gehackten Mandeln und Walnüssen, frisch gehackten Kräutern wie Petersilie, Dill, Basilikum, Oregano und Koriander oder hauchdünn geschnittenen Algen.

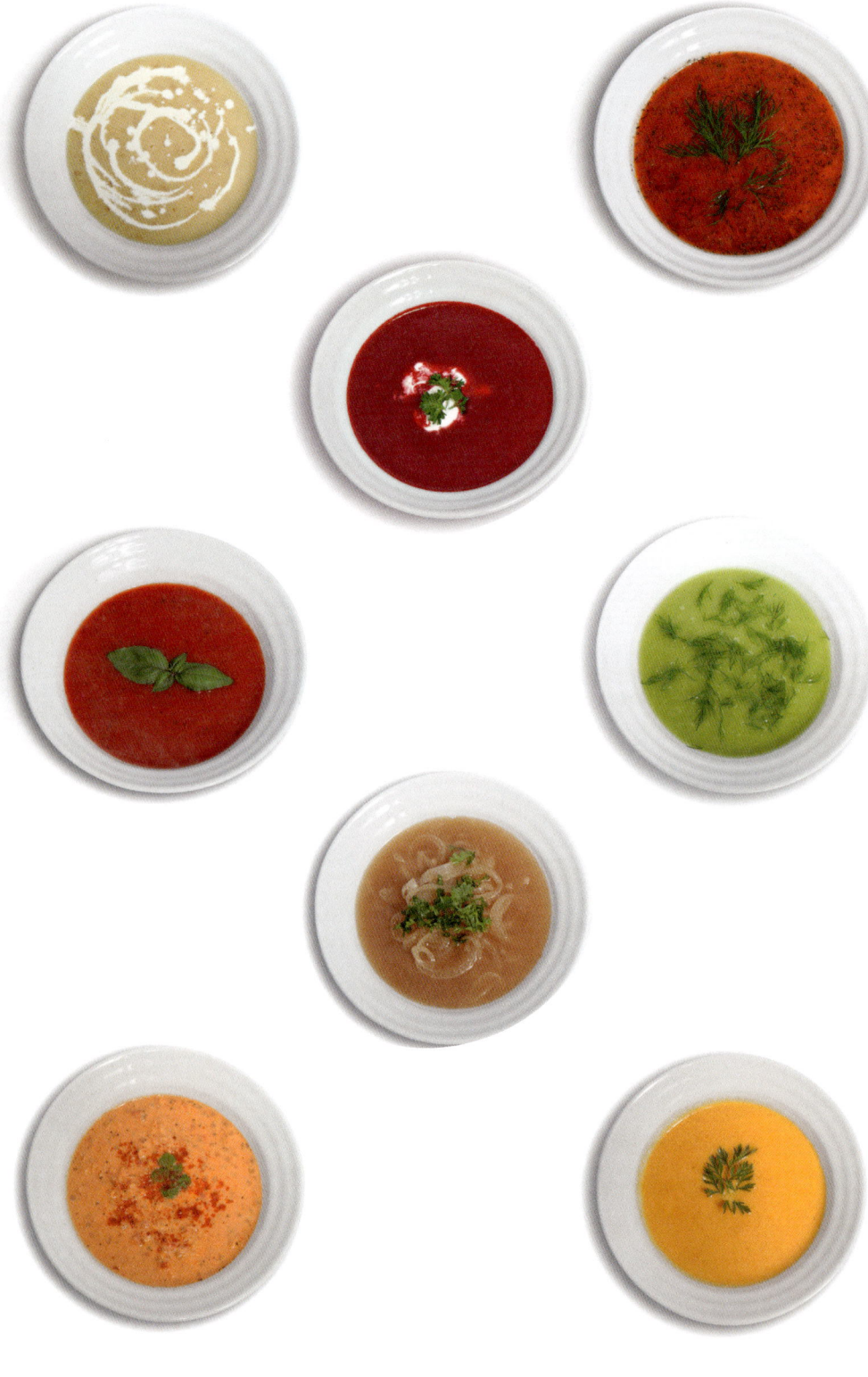

SUPPE

Küchencleverness

Nichts schmeckt so gut und ist so einfach, günstig und gleichzeitig so nährreich, wie eine gute Suppe. Sie kostet wenig und bietet dem Körper viel. Sie liefert Energie, die glücklich macht. Darum erobert sich dieses altmodische Gericht jetzt Stück für Stück seinen angestammten Platz am Tisch zurück. Man kann aus fast allem eine Suppe zaubern und Reste vom Vortag bekommen so ein völlig neues Outfit. Wenn man selbstgemachte Brühe nimmt, versorgt Suppe den Körper auch mit vielen, einfach aufzunehmenden Nutrastoffen. Sie ist eine phantastische Abendmahlzeit, weil der Körper sie leicht verdaut und seine Kräfte so für die Nacht sparen kann: zum Reparieren und Regenerieren des Körpers, zum Verschönern und Verjüngen.

Stella genießt zur Suppe oft ein oder zwei Scheiben *superdupergesundes Brot* mit Butter und serviert dazu cremigen Naturjoghurt.

Wer seine Suppe dünner mag, fügt einfach Wasser hinzu, bis die gewünschte Konsistenz erreicht ist. Zum Andicken verquirlt man 1 Esslöffel Mehl mit 3 Esslöffeln kaltem Wasser und rühre die Mischung langsam in die Suppe ein; dann unter Rühren 5 Minuten lang köcheln lassen, bis das Mehl die Suppe andickt. Wiederholen, bis die gewünschte Konsistenz erreicht ist. (Wer eine klare Suppe möchte, verwendet Kartoffel- oder Maisstärke statt Mehl.)

Inspirationen aus der Wissenschaft

Die Ernährungswissenschaft lobt die Suppe, weil sie satt macht. Sie enthält Nutrastoffe in besonders absorbierbarer Form, das heißt, der Körper kann sich schnell damit versorgen. Außerdem aktiviert sie bestimmte Sättigungshormone und befriedigt den ehrlichen Appetit.

Hühnersuppe hilft gegen Erkältung. Sie lindert Entzündungen im Körper und regt das Immunsystem an, so viel wissen die wissenschaftlichen Experten schon. Sie können aber nicht sagen, welche Substanzen in der Suppe wirken. Diese Forscher nennen das Suppekochen einen »nicht zu überblickenden Multi-step-Prozess mit vielen chemischen Reaktionen«. Stella nennt es ein Küchengeheimnis.

Kartoffelsuppe

(4 Portionen)

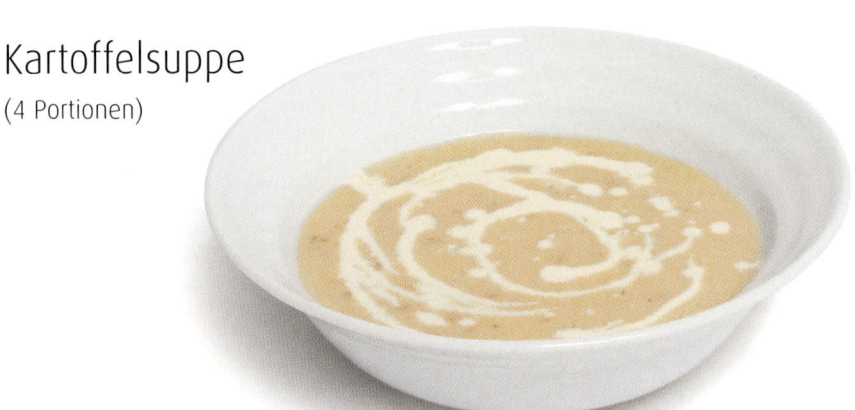

In einen Topf geben:

1 Esslöffel Butter

1 Zwiebel, gehackt

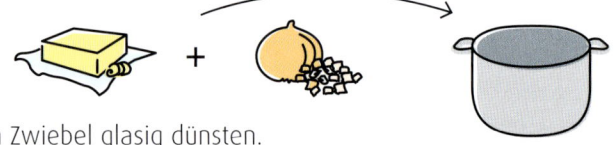

Auf mittlerer Hitze 3–5 Minuten Zwiebel glasig dünsten.

Hinzufügen:

1 Liter Stellas Brühe

(oder eine Wasser-Brühe-Mischung)

4 Kartoffeln, gewürfelt

(mehlig oder vorwiegend festkochend)

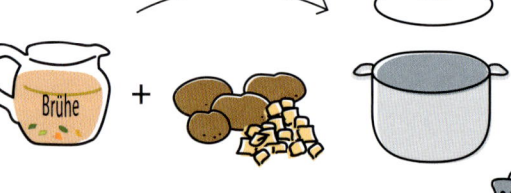

Auf niedriger Hitze ca. 15 Minuten köcheln lassen, bis Kartoffeln weich sind.

Mit Küchenmaschine oder Pürierstab zu einer schön cremigen Konsistenz verhelfen.

Direkt vorm Servieren hinzufügen:

100 ml Sahne

Salz & Pfeffer

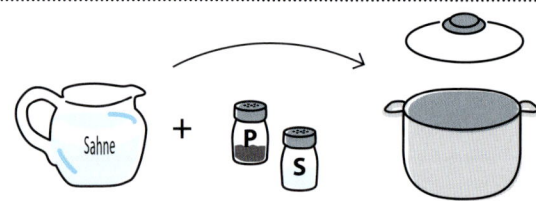

VARIATIONEN

★ 300 g geviertelte Pilze anbraten und zur Suppe geben. Vorm Servieren 5 Minuten köcheln lassen

★ 4 Handvoll Babyspinat hacken und mit 4 Esslöffel Gorgonzola zur Suppe geben. Ein paar Minuten köcheln lassen, bis der Käse geschmolzen und der Spinat weich ist

Tomatensuppe

(4 Portionen)

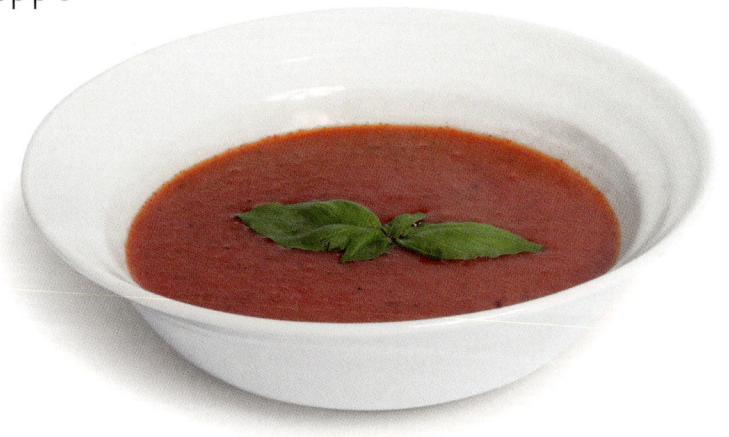

In einen Topf geben:

1 Esslöffel Butter

1 Zwiebel, gehackt

1 Knoblauchzehe, gepresst

Auf mittlerer Hitze 3–5 Minuten Zwiebel glasig dünsten.

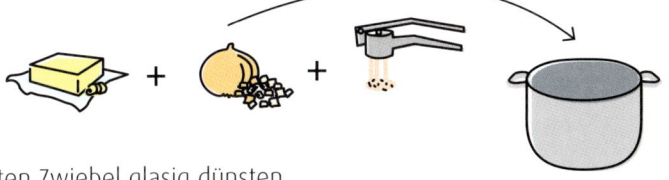

Hinzufügen:

200 ml Stellas Brühe

(oder eine Wasser-Brühe-Mischung)

800 ml passierte Tomaten

(2 x 400 g Packungen)

Auf niedriger Hitze ca. 5 Minuten köcheln lassen.

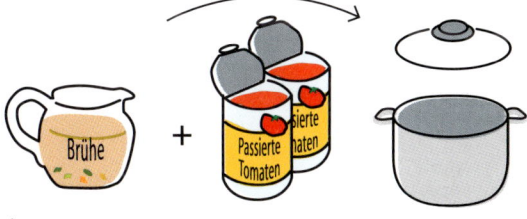

Direkt vorm Servieren hinzufügen:

100 ml Sahne (optional)

Salz & Pfeffer

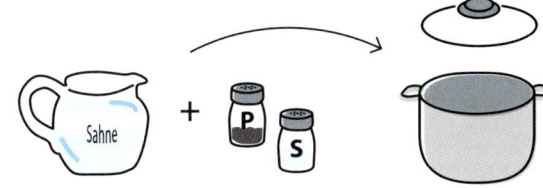

VARIATIONEN

★ 1 Esslöffel italienische Gewürzmischung

(oder beliebige klassische italienische Gewürze)

★ 2 Esslöffel frisch gehackter (oder 2 Teelöffel getrockneter) Dill

Erbsensuppe
(4 Portionen)

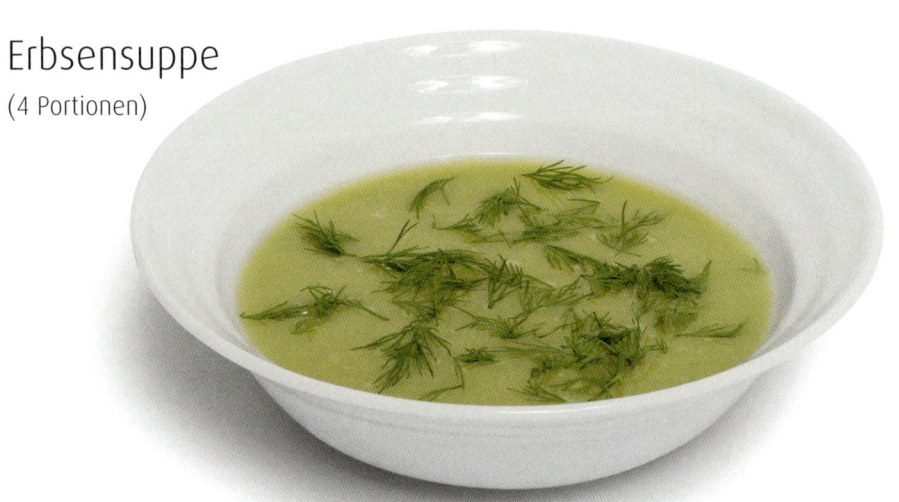

In einen Topf geben:

1 Esslöffel Butter

1 Zwiebel, gehackt

1 Knoblauchzehe, gepresst

Auf mittlerer Hitze 3–5 Minuten Zwiebel glasig dünsten.

Hinzufügen:

1 Liter Stellas Brühe

(oder eine Wasser-Brühe-Mischung)

600 g Erbsen, gefroren

Auf niedriger Hitze ca. 5 Minuten köcheln lassen.

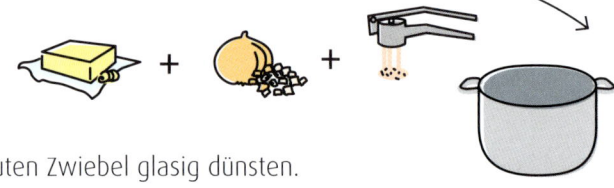

Mit Küchenmaschine oder Pürierstab zu einer schön cremigen Konsistenz verhelfen.

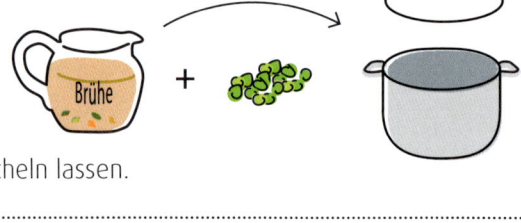

Direkt vorm Servieren hinzufügen:

100 ml Sahne

Salz & Pfeffer

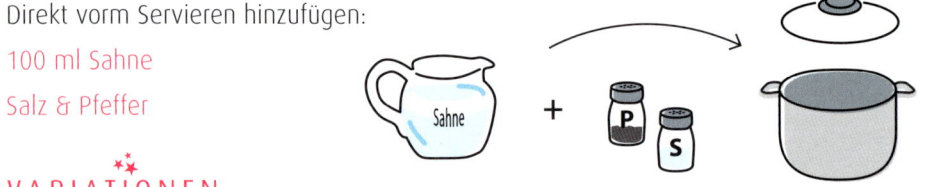

VARIATIONEN

★ 2 Esslöffel frisch gehackte (oder 2 Teelöffel getrocknete) Minze

★ 2 Esslöffel frisch gehackter (oder 2 Teelöffel getrockneter) Dill

Möhrensuppe
(4 Portionen)

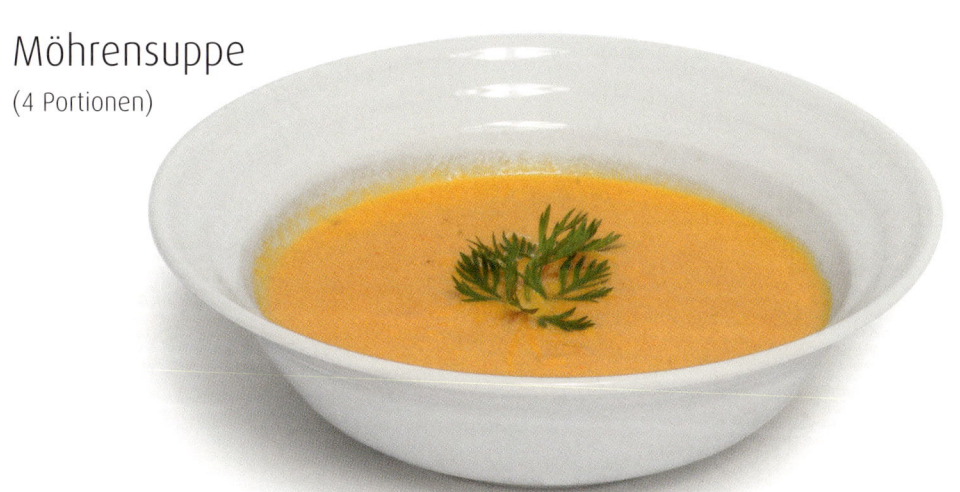

In einen Topf geben:

1 Esslöffel Butter

1 Zwiebel, gehackt

4–6 Möhren, geraspelt

Auf mittlerer Hitze ca. 5 Minuten Zwiebel glasig dünsten.

Hinzufügen:

600 ml Stellas Brühe

(oder eine Wasser-Brühe-Mischung)

1 Dose (400 ml) Kokosmilch

(oder ersetzen mit halb Sahne halb Wasser)

Salz & Pfeffer

Auf niedriger Hitze ca. 5 Minuten köcheln lassen.

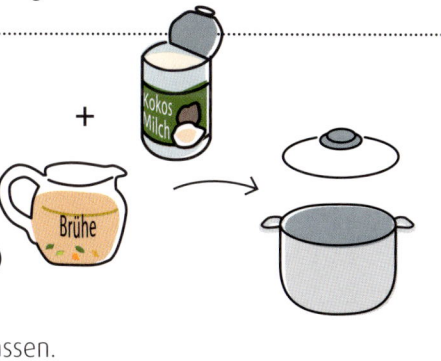

Mit Küchenmaschine oder Pürierstab zu einer schön cremigen Konsistenz verhelfen.

VARIATIONEN

★ Ein winziges bisschen Cayennepfeffer oder Chilipulver

★ 1/2 Daumen frischer, geriebener Ingwer

★ Mit 50–100 ml frisch gehacktem Koriander servieren

Französische Zwiebelsuppe

(4 Portionen)

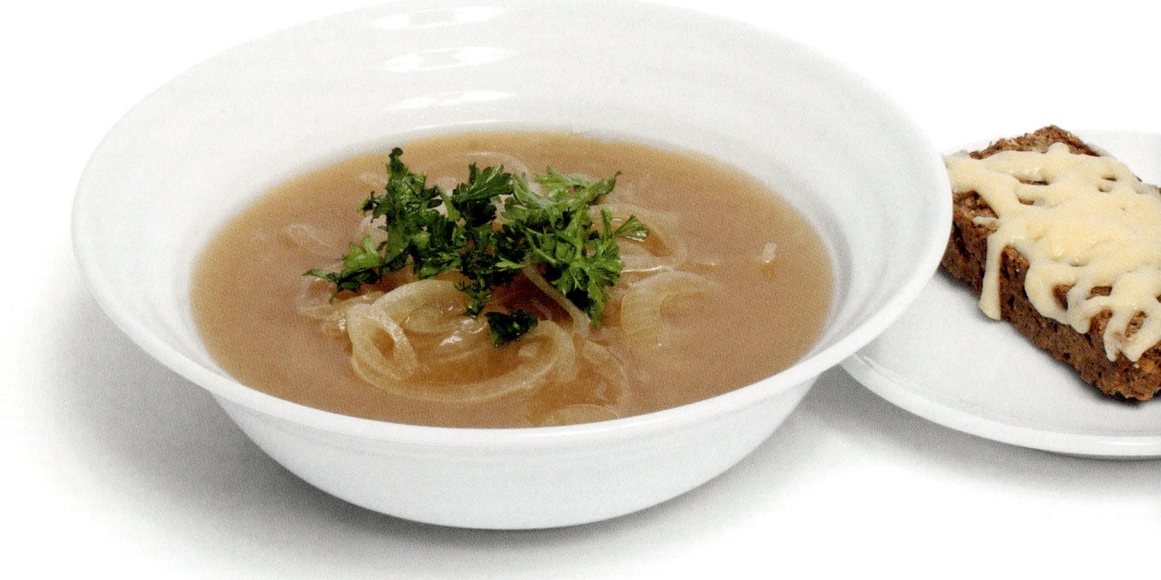

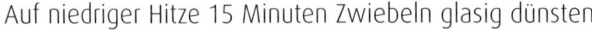

In einen Topf geben:

2 Esslöffel Butter

5–7 Zwiebeln, in Ringen

Auf niedriger Hitze 15 Minuten Zwiebeln glasig dünsten.

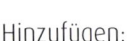

Hinzufügen:

1 Liter Stellas Brühe (oder
eine Wasser-Brühe-Mischung)

1/2 Teelöffel Thymian

Salz & Pfeffer

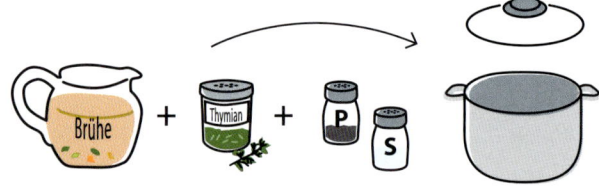

Mit Deckel 25–30 Minuten köcheln lassen.

VARIATION

1 Esslöffel *Französische Gewürzmischung* hinzufügen

Mach es wie die Franzosen und serviere die Zwiebelsuppe mit selbstgemachtem Brot, das
du im Ofen mit Käse überbackst.

Gemüsecremesuppe

(4 Portionen)

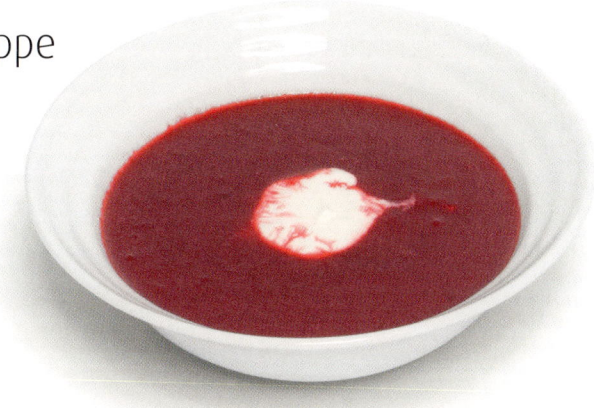

In einen Topf geben:

1 Esslöffel Butter

1 Zwiebel, gehackt

1 Knoblauchzehe, gepresst

Auf mittlerer Hitze 3–5 Minuten Zwiebel glasig dünsten.

Hinzufügen:

1 Liter Stellas Brühe

(oder eine Wasser-Brühe-Mischung)

etwa 5 Handvoll oder 600 g von

deinem Lieblingsgemüse

Auf niedriger Hitze ca. 15 Minuten lang köcheln lassen,

bis das Gemüse weich und zart ist (die Garzeit hängt von

der Wahl des Gemüses und der Größe der Stücke ab – je kleiner, desto schneller).

Mit Küchenmaschine oder Pürierstab zu einer schön cremigen Konsistenz verhelfen.

Direkt vorm Servieren hinzufügen:

100 ml Sahne (optional)

Salz & Pfeffer

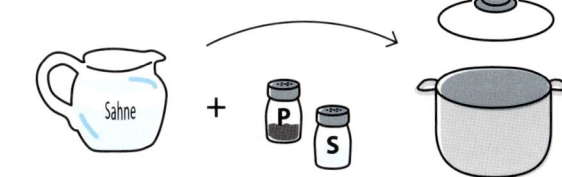

VARIATIONEN

Möhren, Brokkoli, Zucchini, Kürbis, Süßkartoffel, Blumenkohl oder/und Rote Bete

SUPPEN FÜR DEN VEGETARISCHEN TAG

Orientalische Linsensuppe

(4 Portionen)

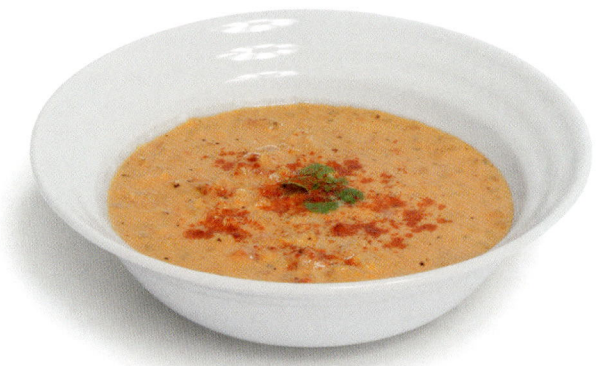

In einen Topf geben:

1 Esslöffel Butter

1 Zwiebel, gehackt

1 Knoblauchzehe, gepresst

1 Esslöffel orientalische Gewürzmischung

Auf mittlerer Hitze 3–5 Minuten Zwiebel glasig dünsten.

Hinzufügen:

200 ml Wasser

1 Dose (400 g) gehackte Tomaten oder eine Packung passierte Tomaten

1 Dose (400 g) Kokosmilch

300 ml rote Linsen

Salz & Pfeffer

Mit Deckel 10–15 Minuten köcheln lassen, bis die roten Linsen gar sind.

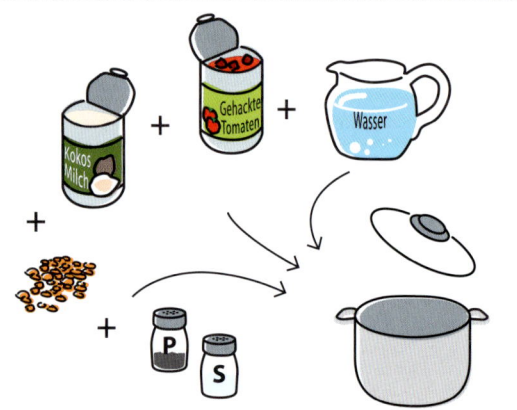

VARIATIONEN

★ 2 Handvoll gehackter Spinat, vorm Servieren 2 Minuten köcheln lassen

★ Mit 50–100 ml frisch gehacktem Koriander servieren

Türkische Linsensuppe

(4 Portionen)

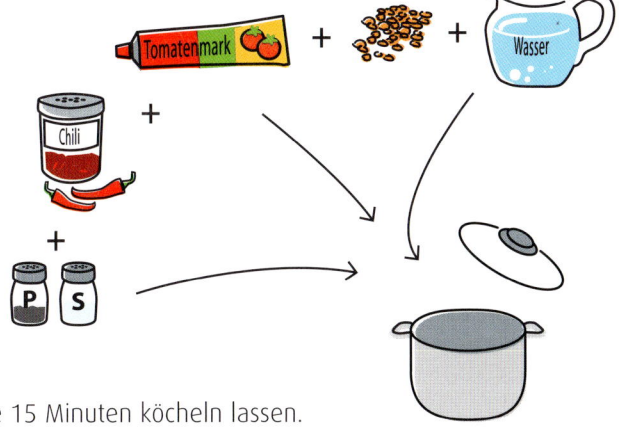

In einen Topf geben:

800 ml Wasser

100 ml rote Linsen

100 ml Tomatenmark

1 Esslöffel Paprika, edelsüß

Salz & Pfeffer

Aufkochen, dann auf niedriger Hitze 15 Minuten köcheln lassen.

Für den echt türkischen Touch: In einem kleinen Topf 50 ml Olivenöl erhitzen und 2 Esslöffel getrocknete Minze rasch darin frittieren. Vorm Servieren etwas von der Öl-Minze-Mischung über jeden Teller Suppe geben.

VARIATION

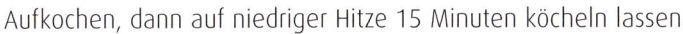

2 Handvoll gehackter Spinat, vorm Servieren 2 Minuten köcheln lassen

Zurückhaltende Kokos-Linsensuppe

(4 Portionen)

In einen Topf geben:

1 Dose (400 g) gehackte Tomaten

oder eine Packung passierte Tomaten

1 Dose (400 ml) Kokosmilch

100 ml rote Linsen

Salz & Pfeffer

Aufkochen, dann auf niedriger Hitze 10–15 Minuten köcheln lassen, bis die Linsen gar sind.

VARIATIONEN

★ 2 Handvoll gehackter Spinat, vorm Servieren 2 Minuten köcheln lassen

★ Mit 50–100 ml frisch gehacktem Koriander servieren

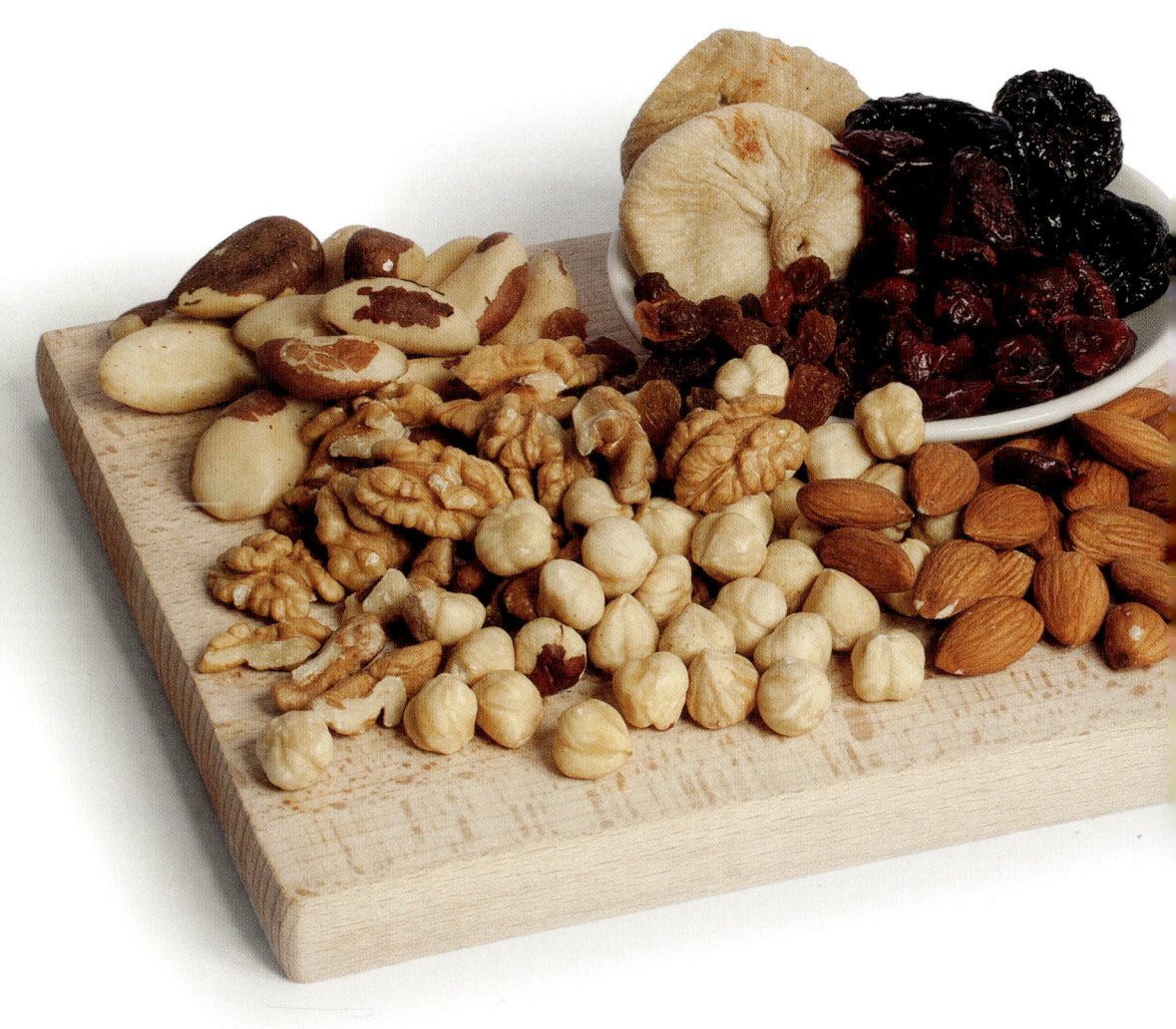

HUNGER ZWISCHENDURCH

Küchencleverness

Wenn du Hunger hast: iss! Selbstverständlich nur, was dir wirklich schmeckt. Frage deinen ehrlichen Appetit, statt dich auf das Angebot am Bahnsteig oder im Büro zu verlassen. Sei dein eigener Süßigkeitenautomat: Habe einfach eine Snackauswahl reich an Nutrastoffen in deiner Tasche! Stella hat für lange Tage gern Nüsse und Trockenfeigen oder Rosinen dabei, dunkle Schokolade, ihr *Bananenbrot* oder ihre geliebten *Hafertaler*. So ist sie stets für unerwartete Hungermomente gewappnet.

Stella snackt nicht gern ohne Zeit und Ruhe. Sie wählt nur Snacks, die besonders hochwertig sättigen – die Nutraheldinnen natürlich immer dabei. Schnelles Essen ja, aber bitte mit Schönheitsfaktor!

Snacks zu Hause oder auf der Arbeit nutzt Stella als kleine Auszeit mit viel Geschmack. Am liebsten herrlich würzige Dips, die aus Brot oder Tortillas und Gemüse ein wahres Festmahl zaubern. Mach den Kühlschrank auf und lass gute Laune an den Esstisch!

Inspirationen aus der Wissenschaft

Bei nervlicher Anspannung, Müdigkeit oder Langeweile fragt das Gehirn manchmal nach Energie, ohne den Körper nach seinem Bedarf zu fragen. In solchen Fällen befriedigt Essen leider nicht, weil es kein echter Hunger war. Schon wenige Minuten spazierengehen, ganz tiefes Durchatmen oder ein paar kurze Wege helfen aber, den ehrlichen Appetit zu erkennen. Es lohnt sich.

Amerikanische Gesundheitswissenschaftler konnten zeigen: Es ist verdammt schwer, all die Süßigkeitenautomaten und Imbisse auf unserem Weg zu ignorieren. Werbung, Bilder und Gerüche beeinflussen das Gehirn. Ganze Berufsbranchen überlegen, wie sie das tun. Sei cleverer! Solange du satt und gut versorgt bist, erreichen ihre Botschaften dich nicht so gnadenlos.

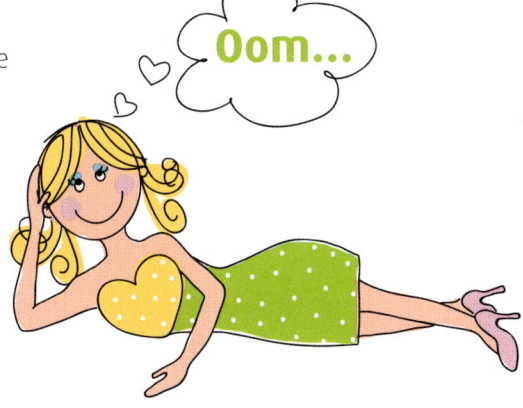

Hummus

(4 Portionen)

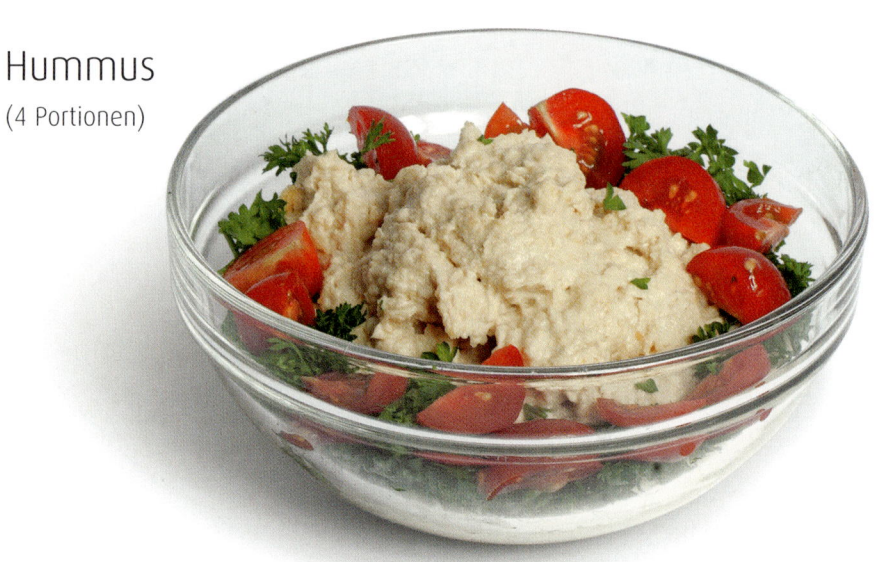

In eine Schüssel geben:

400 g Kichererbsen aus der Dose (200 g
getrocknete, wenn du sie selbst kochen willst)

100 ml Zitronensaft

100 ml Tahini

2 Esslöffel Wasser

2 Knoblauchzehen

2 Esslöffel Öl

Salz

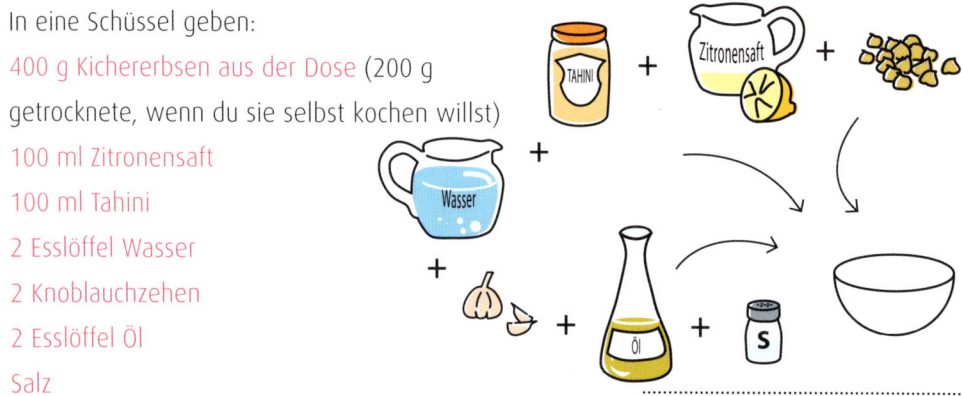

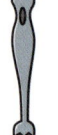

Allen Zutaten mit Küchenmaschine oder Pürierstab zu
einer cremigen Konsistenz verhelfen. Wenn du Stellas Geschmacksknospen nicht traust, füge nach und nach Tahini
und Zitronensaft hinzu, bis du deinen perfekten Hummus
erzielt hast.

VARIATION

(Statt Kichererbsen): 400 g gekochte Erbsen (200 g
getrocknet), gekochte Möhren, gekochten Kürbis oder
übriggebliebenes gekochtes oder gegrilltes Mischgemüse

STELLAS ★ TIPP

*Gemüsesticks lassen sich
immer und überall gut
knabbern. Mit einem
leckeren Dip wie Hummus,
Guacamole, Tipsy Dipsy
oder Zaziki sind sie herrlich
sättigend und ein Genuss
pur. Perfekt für einen
Filmabend zu Hause.*

Guacamole

In eine Schüssel geben:

2 Avocados, sehr reif

Saft von 1/2 Zitrone

1/4 Zwiebel, gehackt

1/4 Tomate, gehackt

1 Esslöffel frischen Koriander, gehackt

1/2 Teelöffel Kreuzkümmel, gemahlen

Salz & Pfeffer

Allen Zutaten mit einem Pürierstab zu einer cremigen Konsistenz verhelfen. Sofort genießen.

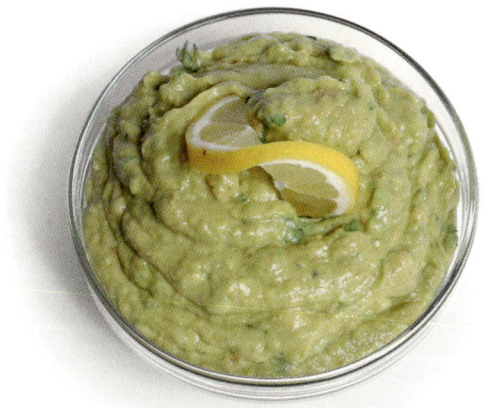
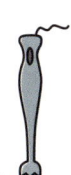

Schwedischer Tipsy Dipsy

In eine Schüssel geben:

200 ml Naturjoghurt, dick und cremig

1 Esslöffel Dill, getrocknet (oder

2 Esslöffel frischen)

1 Esslöffel Senf

Salz & Pfeffer

Gut vermischen. Mindestens eine Stunde ziehen
lassen, damit sich der Geschmack voll entfalten kann.

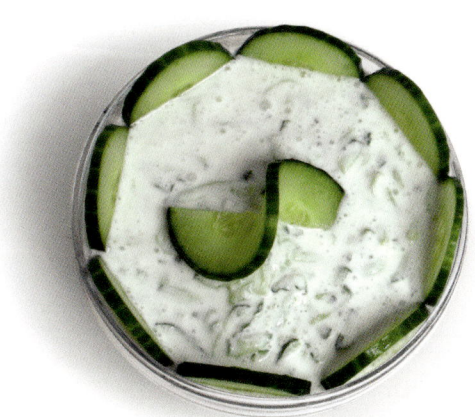

Zaziki

In eine Schüssel geben:

1 Gurke, geraspelt

1/2 Teelöffel Salz

15 Minuten stehen lassen,
dann überschüssige Flüssigkeit abgießen.
Dressing in derselben Schüssel zubereiten:

200 ml Naturjoghurt, dick und cremig

1 Knoblauchzehe, gepresst. Gut vermischen.

Bananenbrot

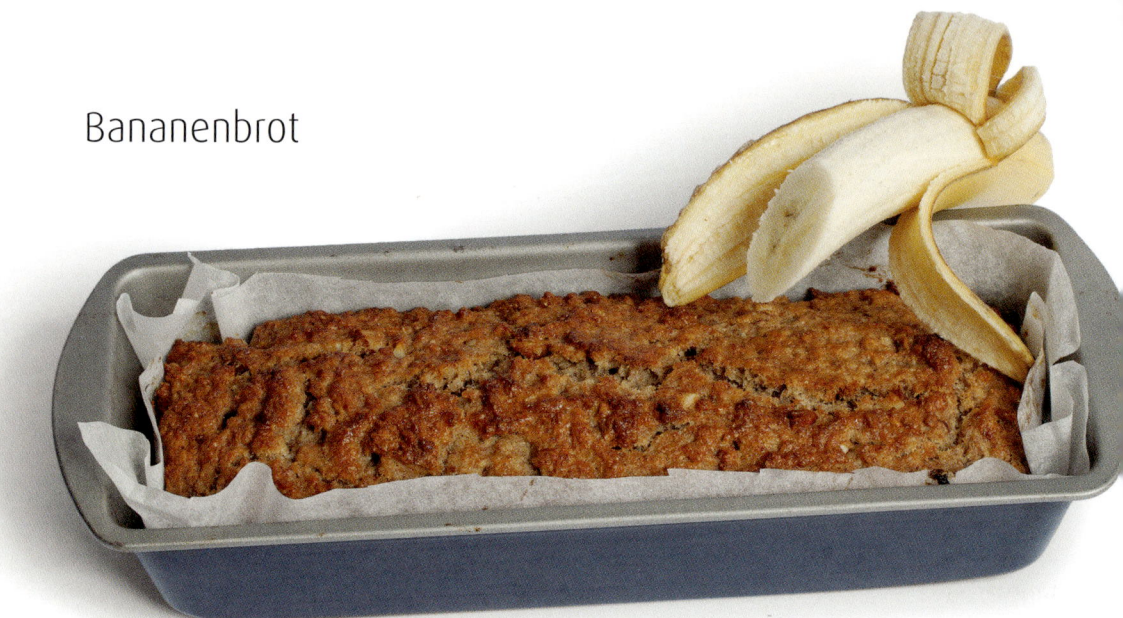

Stella liebt dieses Rezept. Wenn du noch nie selbst gebacken hast und unmittelbar für deine Mühen belohnt werden willst, ist Bananenbrot genau das Richtige für dich!

In eine große Schüssel geben:

5 Bananen, am besten überreif

1 Ei

50–100 ml Zucker

100 g Butter, geschmolzen oder in kleinen Stückchen

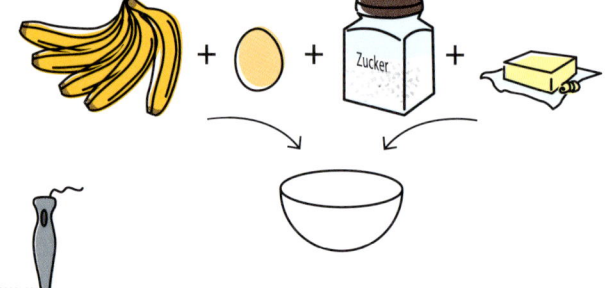

Mit Pürierstab sorgfältig verquirlen.

Hinzufügen:

250 ml Haferflocken

250 ml Vollkornmehl (Hafer, Roggen, Gerste oder Weizen – was gerade da ist)

3 Teelöffel Backpulver (ca. 13 g)

50–100 ml Walnüsse, gehackt

Gut vermischen.

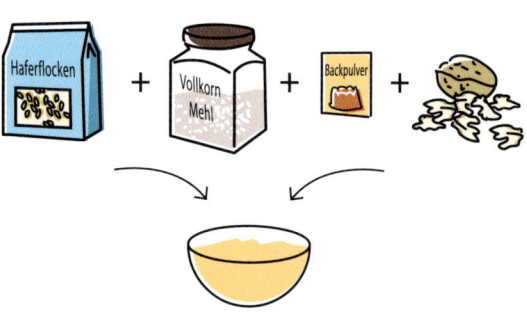

Den Teig in mit Backpapier
ausgelegte Kastenform gießen.

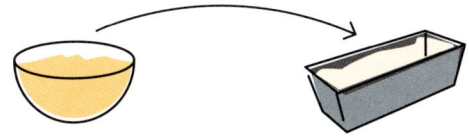

 Backofen mittlere Schiene 🌡 vorgeheizt 180 °C ◷ ca. 60 Minuten

Am Ende der Backzeit einfach mit einem scharfen Messer in die Mitte stechen; wenn es sich mit trockener Klinge wieder herausziehen lässt, ist das Brot fertig.
Auf einem Rost abkühlen lassen und essen.

VARIATIONEN

Ingwerbrot

Rezept für *Bananenbrot* befolgen und hinzufügen:

1 Teelöffel Nelken

1 Teelöffel Ingwer, getrocknet

1 Teelöffel Kardamom

Mohn Amour

Rezept für *Bananenbrot* befolgen und hinzufügen:

Schale von 1/2 Orange oder Zitrone, gerieben

50 ml Mohn

Omega 3

Rezept für *Bananenbrot* befolgen und hinzufügen:

50 ml (oder mehr) Leinsamen, gequetscht

Himmlische Himbeere

Rezept für *Bananenbrot* befolgen und hinzufügen:

200 g Himbeeren, gefroren

Himbeeren erst ganz zum Schluss schnell untermischen.

Meine Variationen...

Ehrliche Hafertaler

(15–20 Stück)

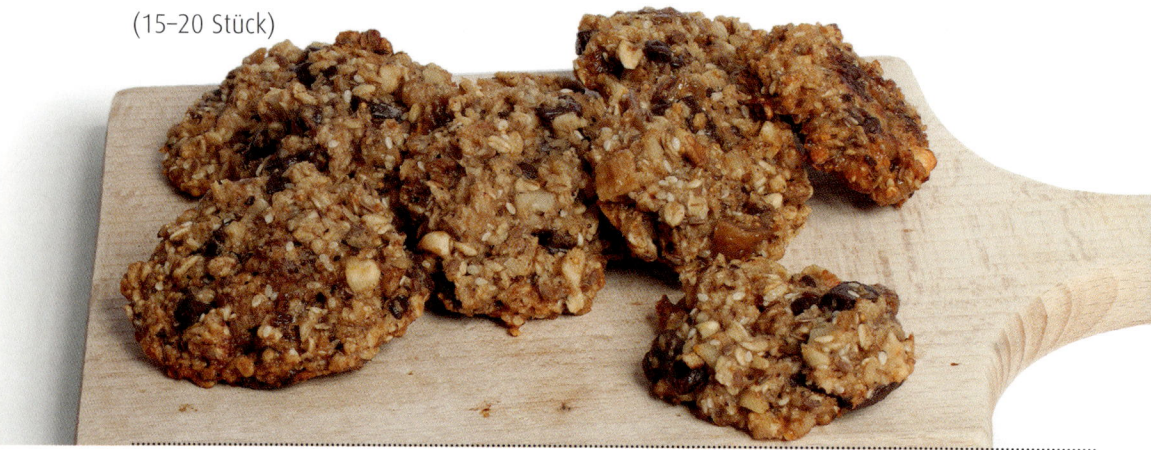

In eine große Schüssel geben:

200 ml Haferflocken, weich

50 ml Mehl

1 Teelöffel Backpulver

Gut vermischen.

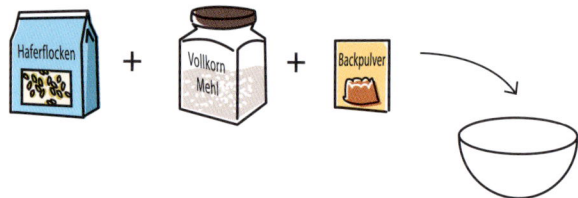

Hinzufügen:

100 ml Joghurt

100 g Butter, geschmolzen

100 ml Honig (oder dunklen Sirup)

Gut vermischen.

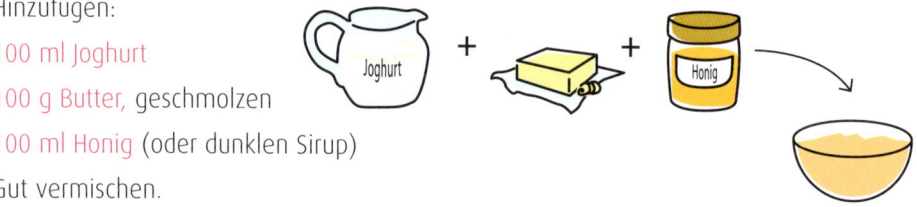

Kirschkern- bis walnussgroße Kugeln formen
und auf Backpapier mit der Hand oder einem
Löffeln flach drücken, bis kein Teig mehr übrig ist.
Abstand dazwischen lassen, da sie beim Backen etwas zerlaufen.

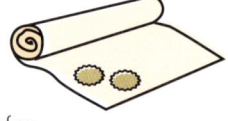

⬛ Backofen mittlere Schiene 🌡 vorgeheizt 200 °C 🕐 ca. 15–20 Minuten

Die Hafertaler sind fertig, wenn sie schön bräunlich sind und phantastisch duften.

Abkühlen lassen und genießen!

Feigen-Sesam-Cookies

Rezept für *Ehrliche Hafertaler* befolgen und zu Trockenzutaten geben:

100 ml getrocknete Feigen, gehackt oder gewürfelt

50 ml Sesam

1 Teelöffel Orangenschale, gerieben

1 Teelöffel Kardamom (optional)

American-Chocolate-Cookies

Rezept für *Ehrliche Hafertaler* befolgen und zu Trockenzutat geben:

100 g dunkle Schokolade, gehackt

Östrogen Kick

Rezept für *Ehrliche Hafertaler* befolgen und zu Trockenzutaten geben:

100 ml Leinsamen, gequetscht

2 Teebeutel Brennnesseltee

Die Beutel mit Brennnesseltee auf den Teig leeren.

Schoko-Nuss-Cookies

Rezept für *Ehrliche Hafertaler* befolgen und zu Trockenzutaten geben:

100 ml Nüsse, gehackt

2 Esslöffel Kakaopulver

1 Teelöffel Zimt (optional)

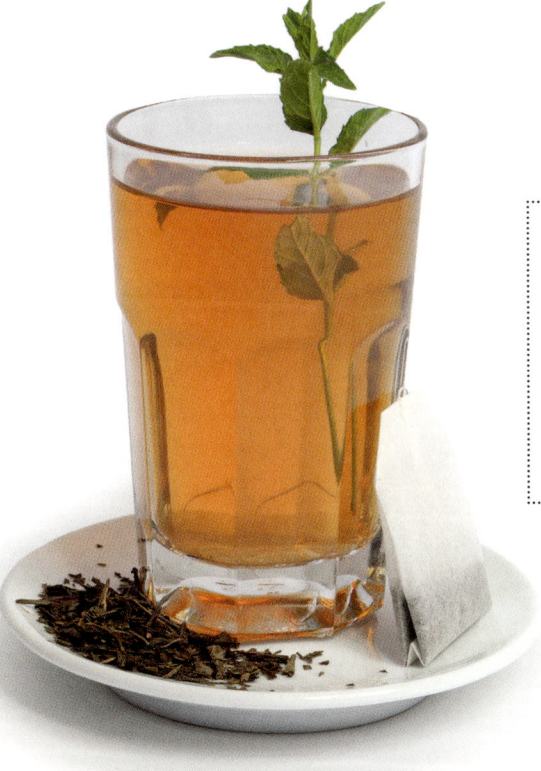

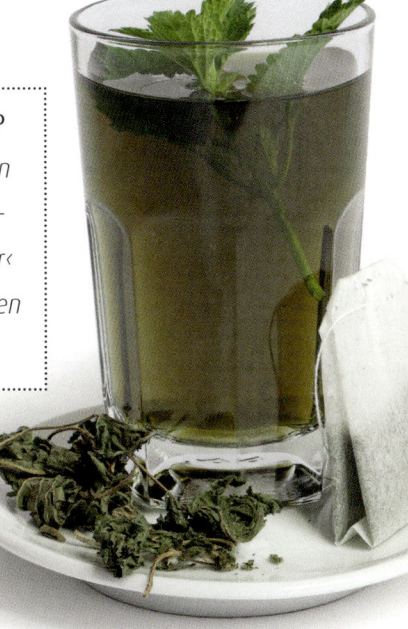

STELLAS★TIPP

Stella erhöht den Genuss der ›ehrlichen Hafertaler‹ mit einer warmen Tasse Tee.

Nussaufstrich
(20–30 Portionen)

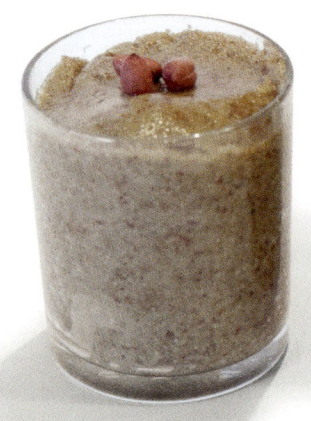 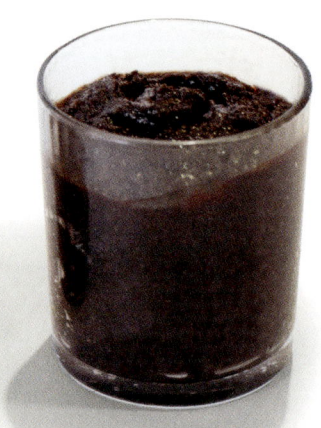

Absoluter Nussgenuss!
Perfekt auf einer Scheibe
superdupergesundem Brot.

In eine Schüssel geben:

100 ml Erdnüsse

100 ml Mandeln

100 ml Walnüsse

100 ml Cashewkerne

50 ml Tahini

2 Esslöffel Öl

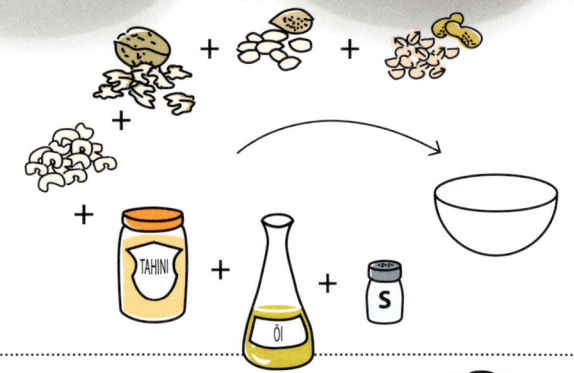

Bei diesem Rezept empfiehlt es sich, eine Küchenmaschine zu verwenden,
da der Nussmix gern in den Klingen des Pürierstabs festhängt.
Für noch aufregendere Genüsse eine der Variationen ausprobieren:

VARIATIONEN

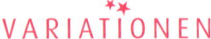

Erdnussbutter

Nussaufstrich-Rezept befolgen und
hinzufügen:

100 ml geröstete Erdnüsse

50 ml dunklen Sirup (oder Honig)

50 ml hochwertiges Öl

1/4 Teelöffel Salz

Nut-Stella

Nussaufstrich-Rezept befolgen und
hinzufügen:

100 ml dunklen Sirup (oder Honig)

50 ml starken Kaffee

50 ml Kakaopulver

1 Esslöffel Zimt

1 Teelöffel Orangenschale, gerieben
(optional)

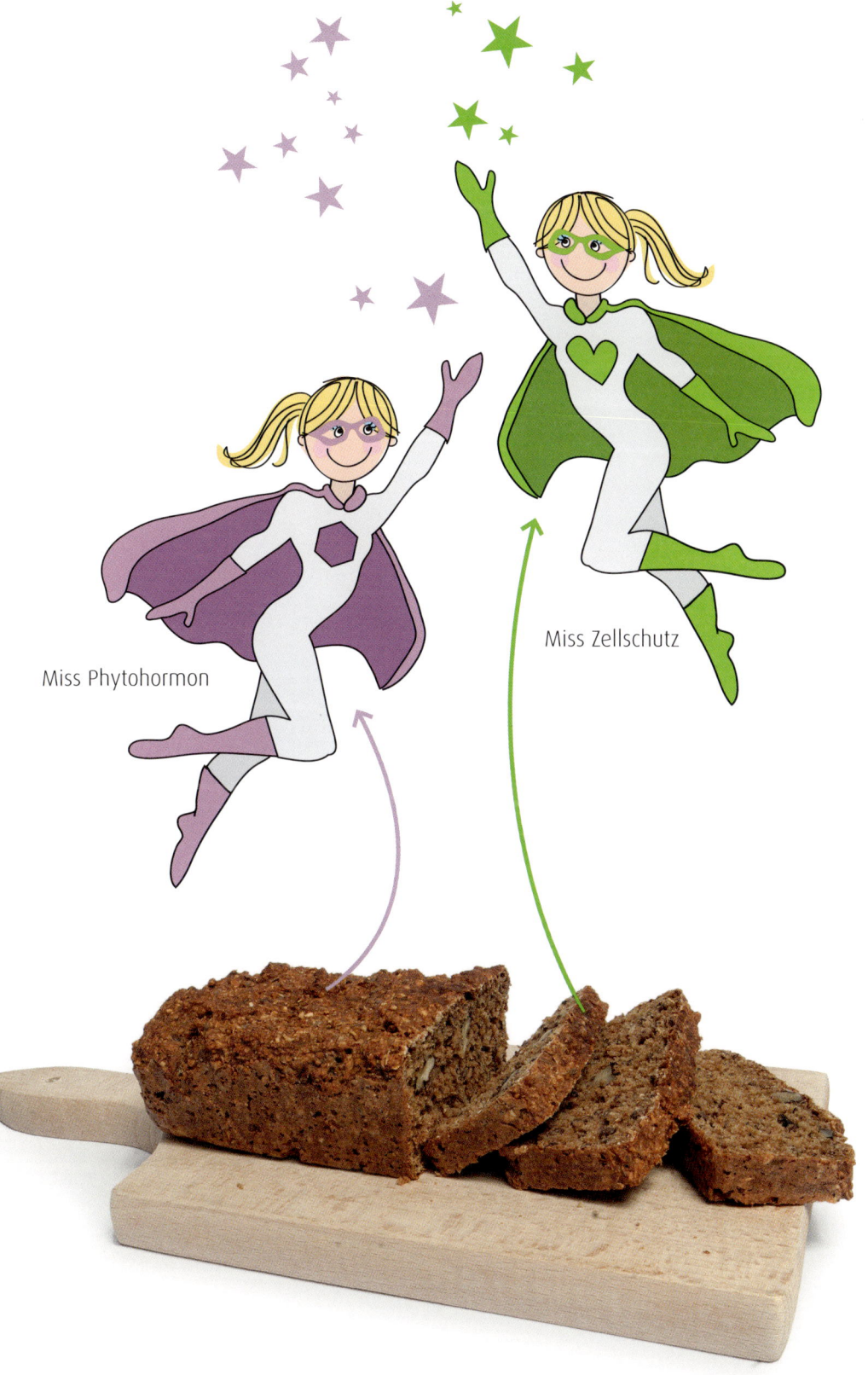

Miss Phytohormon

Miss Zellschutz

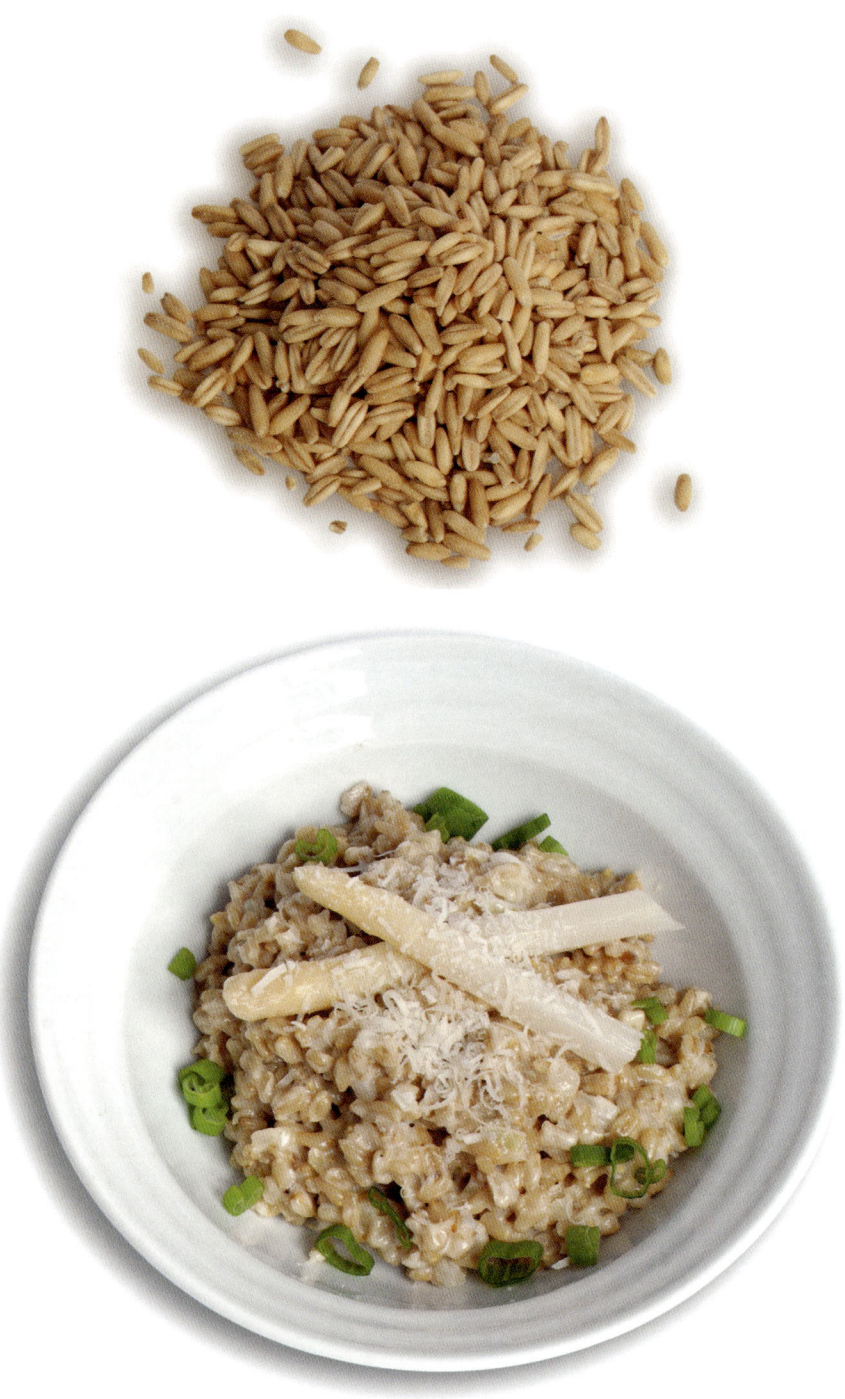

VOLLKORN

Küchencleverness

Mehr Nutrastoffe, mehr Geschmack, mehr Sattsein – Vollkorn heißt Mehrwert: Innen im Mehlkörper des Korns stecken lediglich die Kohlenhydrate, die das Weißmehl ausmachen. Die wertvollen Nutrastoffe aber sitzen in den Randschichten und auch der herrlich würzige Geschmack des Vollkorns – wie geröstete Nüsse, findet Stella.

Um Vollkornprodukte zu finden, muss man die Verpackungen von Nudeln, Reis, Brot, Mehl etc. genau lesen oder am besten die Verkäufer fragen. Beim ganzen Korn oder Flocken, kannst du dir sicher sein, dass du das Gesamtpaket an Vollkornstoffen bekommst.

Wer Vollkorn schlecht verträgt, kann es vor dem Verarbeiten einweichen. Reis, Hafer, Weizen oder andere Körner zum Kochen einfach über Nacht in Wasser mit einem Schuss Essig stehen lassen, Getreideflocken in einem Mix aus Wasser und Joghurt.

Inspirationen aus der Wissenschaft

Vollkorn nicht zu essen wäre schade: Dieses natürliche Multipräparat aus Mineralstoffen, Hautvitaminen B und E, Nutrastoffen zum Zellschutz und Ballaststoffen für eine schöne Darmflora sollte man sich nicht entgehen lassen. Manche Studien sagen, Vollkorn mache länger satt, andere sind sich sicher, es macht schlank. Wir sagen: Vollkorn macht schön!

Phytinsäure aus dem Vollkorn kann antioxidativ wirken, die DNA der Zellen schützen und anscheinend vor Krebs bewahren, sagen Biochemiker, Mediziner und Gesundheitswissenschaftler. Einziger Nachteil: Phytinsäure im Essen verringert die Aufnahme von Mineralstoffen. Um diesen unangenehmen Effekt möglichst zu vermeiden, iss immer etwas Sahne, Milch, Fleisch oder Fisch zum Getreide. Auch Einweichen reduziert den Gehalt an Phytinsäure. Stella isst es mal so und mal so.

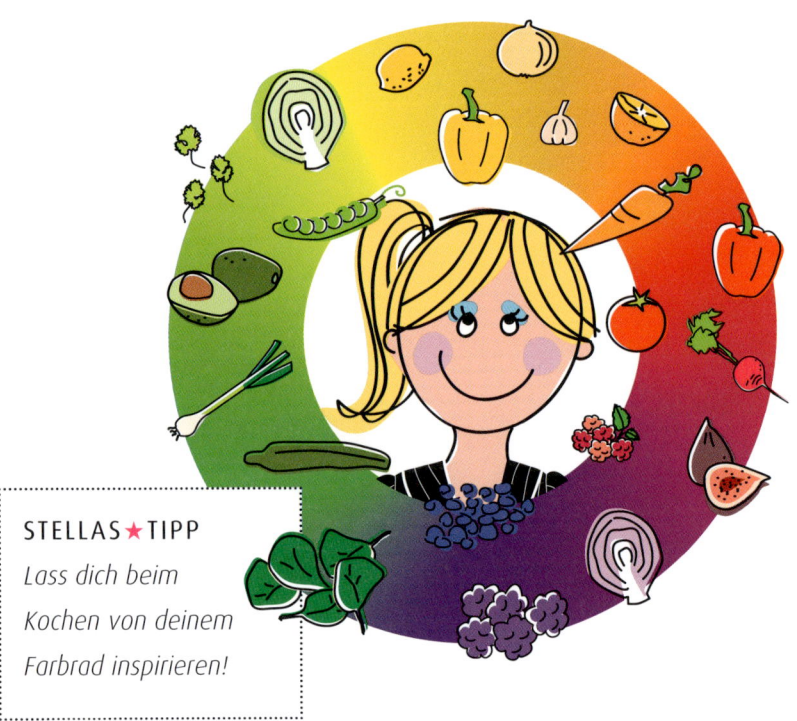

STELLAS ★ TIPP

*Lass dich beim
Kochen von deinem
Farbrad inspirieren!*

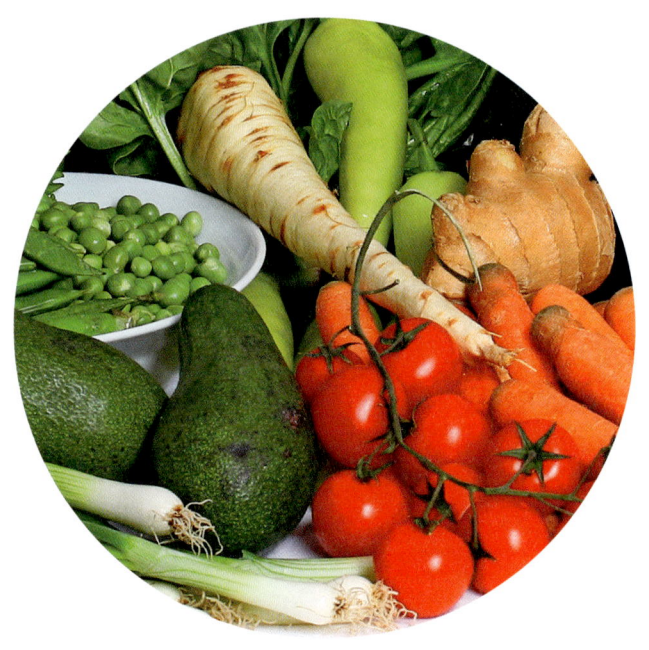

Haferkörner

Haferkörner eignen sich wunderbar sowohl als Beilage als auch in Form eines leckeren Hauptgerichts. Der erste Schritt aller Haferrezepte in diesem Buch ist gekochter Hafer.

Gekochter Hafer

(4 Portionen Beilage)

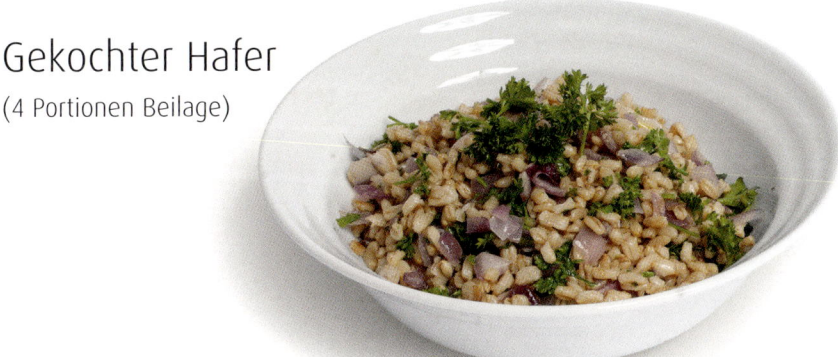

In einen Topf geben:

400 ml Haferkörner (320 g)

800 ml Wasser, mit Stellas Brühe gemischt (oder nur Wasser)

1/2 Teelöffel Salz

Aufkochen.

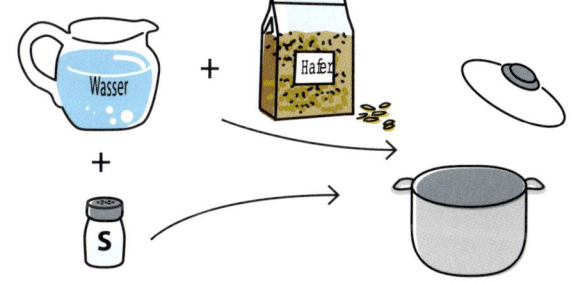

Mit Deckel 30 Minuten auf niedriger Hitze köcheln lassen, gelegentlich umrühren. Deckel abnehmen. Weitere 20–40 Minuten köcheln lassen, gelegentlich umrühren. Die Körner sind fertig, wenn sie weich und feucht sind und die Flüssigkeit komplett eingesogen ist.

STELLAS★TIPP *Die Garzeit kann von Sorte zu Sorte unterschiedlich sein. Nachdem du deinen Hafer zweimal zubereitet hast, wirst du wissen, wie du ihn am besten kochst. Wenn die Packung anderslautende Anweisungen gibt – befolge sie! Wenn das Wasser verkocht ist, der Hafer jedoch noch nicht weich genug, füge noch ein wenig Wasser hinzu und lass ihn weiter köcheln. Sei schlau und bereite mehr vor. Man kann ihn sehr gut portionsweise einfrieren, für eilige Tage!*

Schicker Hafersalat aus dem Ofen

(Hauptgericht)

(4 Portionen)

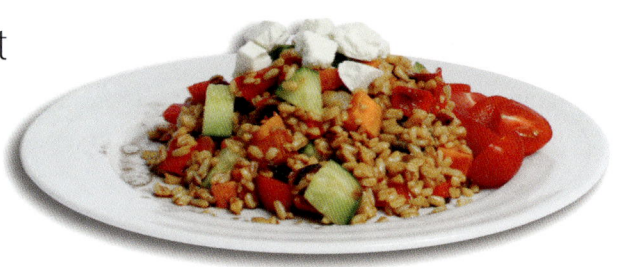

Gemüse in einer großen Backform ausbreiten (insgesamt etwa 800 g):

1 Süßkartoffel, fein gewürfelt

1 rote Paprika, fein gewürfelt

1 Zwiebel, gehackt

300 g Pilze, fein gewürfelt

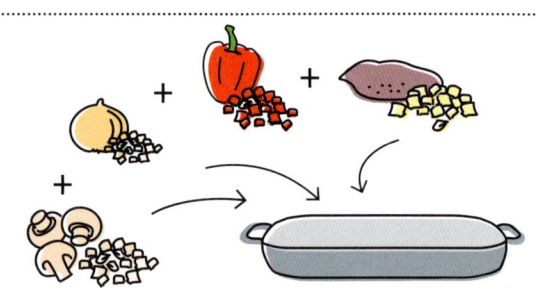

▣ Backofen mittlere Schiene 🌡 vorgeheizt 225 °C

🕐 35–40 Minuten oder bis Gemüse schön gebräunt aber noch nicht verbrannt ist.

Dresscode Dressing in einer kleinen Schüssel anrühren:

100 ml Balsamico-Essig

50 ml Zitronensaft, frisch

50 ml Öl

1 Knoblauchzehe, gepresst (optional)

Salz & Pfeffer

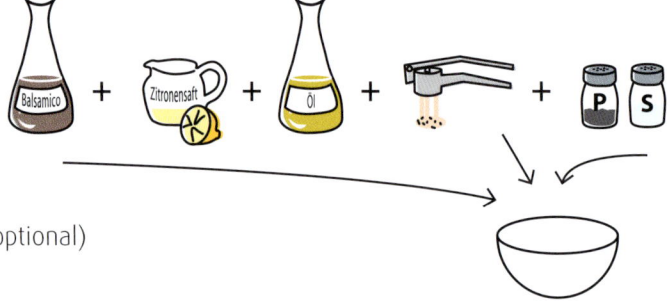

In eine große separate Schüssel geben:

1 Tomate, grob gewürfelt

(oder 100 g Cherrytomaten, halbiert)

1/2 Gurke, fein gewürfelt

Ofengemüse, heiß oder kalt

Gekochter Hafer, für 4 Personen

Gut vermischen und mit dem *Dresscode* servieren.

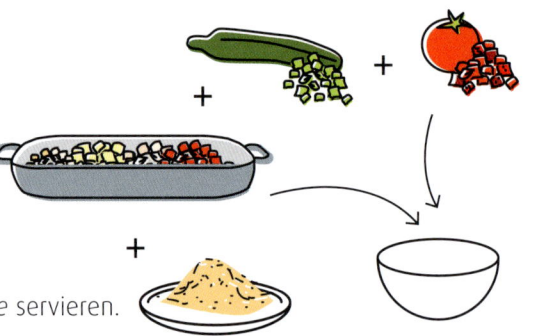

Nostalgisches Wurzelgemüse

Schicker-Hafersalat-Rezept befolgen.

Gemüse ersetzen durch:

3 Möhren, fein gewürfelt

1 Pastinake, fein gewürfelt

1 Rote Bete, fein gewürfelt

2 Zwiebeln, gehackt

Zum *Dresscode*-Dressing hinzufügen:

1 Teelöffel Meerrettich, gerieben

Pariser Petersilie

Schicker-Hafersalat-Rezept befolgen.

Zum *Dresscode*-Dressing hinzufügen:

100 ml frische Petersilie, gehackt

2 Teelöffel Französische Gewürzmischung

(oder andere Gewürze)

2 Teelöffel Senf

Einen Esslöffel saure Sahne darübergeben

(oder ins Dressing mischen) – fabelhaft!

Lyra Balkanika

Schicker-Hafersalat-Rezept befolgen.

Zum *Dresscode*-Dressing hinzufügen:

100 ml frische Petersilie, gehackt

Ganz zum Schluss über den Salat streuen:

150 g Fetakäse, zerkrümelt

Orientalischer Zauber

Schicker-Hafersalat-Rezept befolgen.

Zum *Dresscode*-Dressing hinzufügen:

100 ml frischen Koriander, gehackt

2 Teelöffel Orientalische Gewürzmischung

(oder andere Gewürze)

Vor dem Servieren darübergeben:

50 ml Rosinen (optional)

Salz & Pfeffer

STELLAS ★ TIPPS

★ *Vergrößere die Nutrastoffdichte und ›Streu drüber‹ die einzelnen Portionen ›Gomasio‹ oder einen Mix aus gehackten Nüssen und Kernen.*

★ *Statt Gemüse im Ofen zu backen, auf mittlerer bis hoher Temperatur mit Öl in der Pfanne oder im Wok anbraten, bis es heiß aber noch bissfest ist (5–10 min).*

★ *Leckere Alternativen für das gegarte Gemüse sind Pastinake, Kürbis, Streckrübe, Möhren, Paprika (Farbe egal), Weißkohl, Rote Bete.*

★ *Dieses Gericht schmeckt sehr gut mit griechischem Sahnejoghurt.*

★ *Proteinspritze: 200 g Filet oder Hühnchen, fein gewürfelt und separat in der Pfanne angebraten, oder 200 g Lachs, angebraten oder 200 ml gekochte Bohnen.*

Aufgemotzter Hafer

(4 Portionen als Beilage)

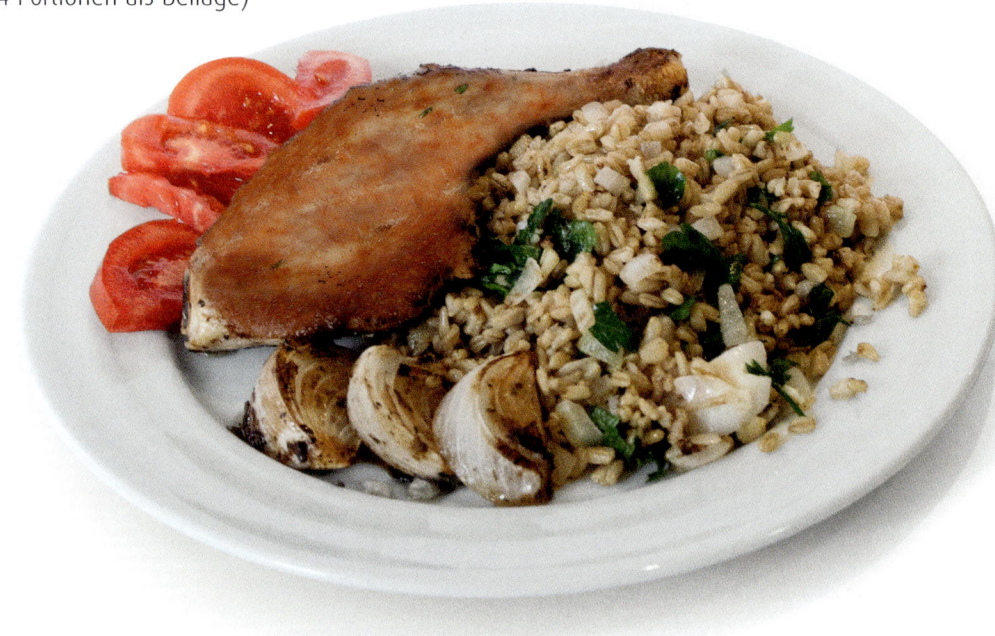

Gekochter Hafer zubereiten.

In eine große Pfanne (oder Wok) geben:

2 Esslöffel Butter (oder Öl)

2 Zwiebeln, gehackt

1 Knoblauchzehe, gehackt

(vorm Braten hinzugeben oder

direkt vorm Servieren)

Auf niedriger Hitze 15 Minuten dünsten bis Zwiebeln glasig sind.

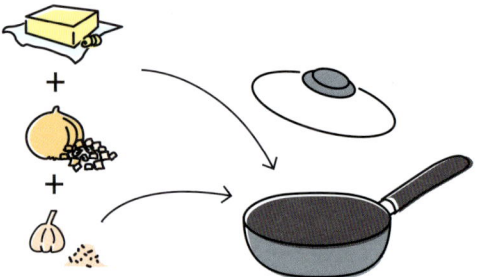

In die Pfanne (oder Wok) geben:

Gekochter Hafer

Auf mittlerer Hitze andünsten,

bis komplett erhitzt.

Salz & Pfeffer

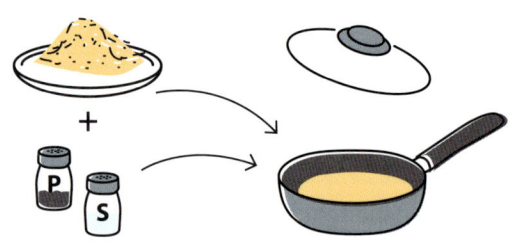

Französischer Hafer mit Thymian

Aufgemotzter-Hafer-Rezept befolgen:

Zu Butter und Zwiebeln geben:

1/2 Teelöffel Thymian, getrocknet

Auf niedriger Hitze 15 Minuten dünsten, bis Zwiebeln glasig sind.

In die Pfanne (den Wok) geben:

100 ml frische Petersilie, gehackt

Salz & Pfeffer

Gut vermischen und weitere 2–3 Minuten dünsten und servieren.

Persisches Hafergedicht

Aufgemotzter-Hafer-Rezept befolgen:

Zu Butter und Zwiebeln geben:

100 ml Rosinen (Sultaninen)

Auf niedriger Hitze 15 Minuten dünsten, bis Zwiebeln glasig sind.

In die Pfanne (den Wok) geben:

100 ml gehackte Petersilie, Frühlingszwiebeln und Koriander

Salz & Pfeffer

Gut vermischen und weitere 2–3 Minuten dünsten und servieren.

Italienischer Basilikumhafer

Aufgemotzter-Hafer-Rezept befolgen:

In die Pfanne (den Wok) geben:

100 ml frisches Basilikum, gehackt

2 Tomaten, grob gewürfelt

Salz & Pfeffer

Gut vermischen und weitere 2-3 Minuten dünsten und servieren.

Mexikanischer Sombrero-Hafer

Aufgemotzter-Hafer-Rezept befolgen:

Zu Butter und Zwiebeln geben:

100 g Mais, aus der Dose

1/2 Teelöffel Kreuzkümmel

Auf niedriger Hitze 15 Minuten dünsten, bis Zwiebeln glasig sind.

In die Pfanne (den Wok) geben:

100 ml frischen Koriander, gehackt

Salz & Pfeffer

Gut vermischen und weitere 2–3 Minuten dünsten und servieren.

STELLAS ★ TIPP *Für einfache Variationen mit verschiedenen Gewürzen und frisch gehackten Kräutern experimentieren. Sei kreativ und erfinde dein persönliches Lieblingsrezept! Verbreitere die Nutrapalette und nutze ›Streu drüber‹ vorm Servieren: Gib Nüsse, Kerne oder Sesam über den Hafer!*

HaferOtto

(Hauptgericht)

(4 Portionen)

Der Frauenheld
HaferOtto wird zube-
reitet wie Risotto – mit
Hafer statt Reis. Er sättigt
und ist absolut wandelbar. Genieße ihn als Hauptgericht oder als Beilage.

Gekochter Hafer zubereiten.

In großen Topf geben:

2 Esslöffel Butter (oder Öl)

1 Zwiebel, gehackt

1 Knoblauchzehe, gepresst

Auf niedriger Hitze 15 Minuten

dünsten, bis Zwiebeln glasig sind.

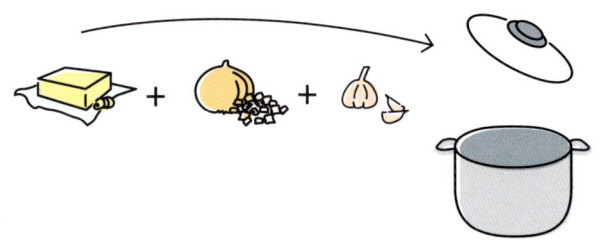

Hinzufügen:

Gekochter Hafer

100 g Parmesan, gerieben

100 ml Sahne

Salz & Pfeffer

Zutaten gut vermischen.

Bei niedriger Hitze unter ständigem Rühren einige Minuten erhitzen.

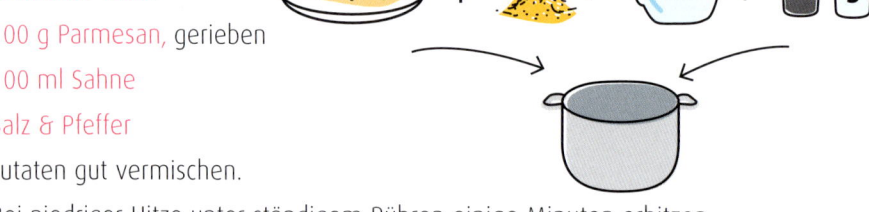

Wenn HaferOtto für deinen Geschmack zu trocken ist, füge einfach ein wenig Wasser hinzu
(oder Sahne, oder noch besser: ein bisschen von Stellas Brühe). Er sollte eine cremigsanfte
Konsistenz haben.

VARIATIONEN

Safran-TraumOtto

HaferOtto-Rezept befolgen.

Zu Butter und Zwiebeln geben:

1 g Safran

In separaten Topf geben:

200 ml Erbsen, gefroren

400 ml Wasser, kochend

3 Minuten kochen und in Sieb abgießen.
Erbsen direkt vorm Servieren zum
HaferOtto geben und gut vermischen.

Zitronen-FetaOtto

HaferOtto-Rezept befolgen.

Zu Parmesan und Sahne geben:

100 ml frische Petersilie und Basilikum,
gehackt und gemischt

Schale von 1 Zitrone, fein gerieben

Vorm Servieren darüberstreuen:

200 g Feta, zerkrümelt (oder einfach gewürfelt)

China-TownOtto

HaferOtto-Rezept befolgen.

Zu Butter und Zwiebeln geben:

ca. 2 cm Ingwer, gerieben

1/2 Möhre, geraspelt

1–2 Frühlingszwiebeln, in kleine Stücke
geschnitten

1/2 rote Paprika, in kleine Stücke
geschnitten

1/2 Teelöffel Koriander, gemahlen (oder
100 ml frisch gehackten Koriander)

Sexy PilzOtto

HaferOtto-Rezept befolgen.

Zu Butter und Zwiebeln geben:

200 g Pilze, gedünstet (je nach Angebot:
Pfifferlinge, Steinpilze und/oder Champig-
nons)

1/2 Teelöffel Rosmarin, getrocknet

1/2 Teelöffel Wacholderbeeren, getrocknet
(optional)

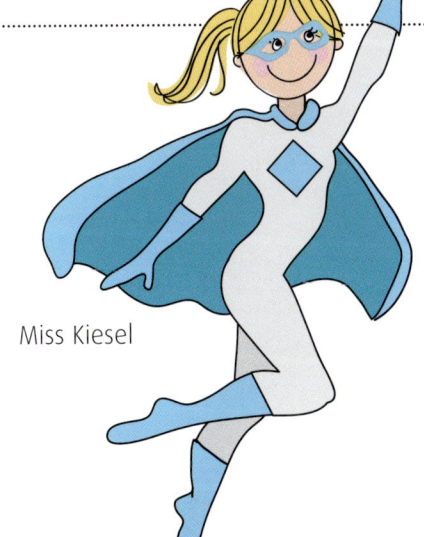

Miss Kiesel

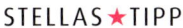

STELLAS ★ TIPP

*Mit gegrilltem Ofengemüse, Artischo-
ckenherzen oder Spargel (frisch oder
aus der Dose) servieren.*

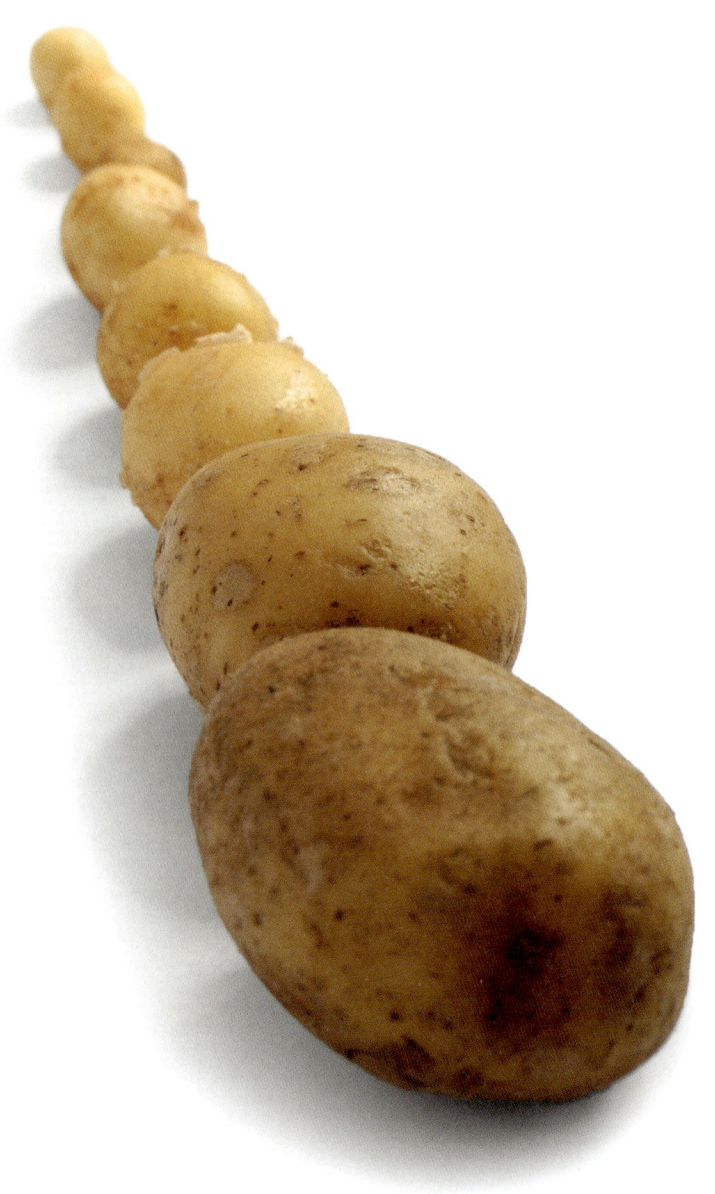

KARTOFFEL

Küchencleverness

Lagere Kartoffeln immer kalt und dunkel und benutze keine, die grün geworden sind. Pro Portion rechnet man etwa 2 mittelgroße Kartoffeln. Und am besten kocht man immer etwa gleich große Kartoffeln zusammen, damit sie nicht unterschiedlich schnell gar werden.

Stella plant gern im Voraus und kocht ein paar Kartoffeln extra. Die kann sie dann am nächsten Tag zum Beispiel für Kartoffelwürfel aus der Pfanne, Kartoffelsalat oder ein Gratin nutzen. Sie reduziert nur die Garzeit im Ofen, wenn sie vorgekochte statt roher Kartoffeln nimmt. Stella hat die richtige Kartoffel für jeden Fall:

★ vorwiegend festkochende – für ziemlich alle Gerichte

★ mehligkochende – für Backkartoffeln, Kartoffelbrei und Eintöpfe

★ festkochende – für Gratins, Kartoffelsalat und Pellkartoffeln

★ neue – immer zu Beginn der Saison im Frühjahr, schmecken so sanft, dass sie sogar pur mit ein bisschen Butter oder Quark ein Genuss sind

Stella liebt Kartoffeln, weil sie so vielseitig sind: Du kannst sie zusammen mit deinem Lieblingskäse essen; *Streu drüber, So würz was* und verschiedene *Dresscodes* und Dips ausprobieren; sie sind die perfekte Beilage für Fleisch- oder Fischgerichte, Spiegel- oder gekochtes Ei und eigentlich jede Art von Gemüse – frag einfach das *Farbrad* und nutze den *Multiplikationseffekt*.

Inspirationen aus der Wissenschaft

Kartoffeln machen satt und zufrieden, und sie haben noch weitere Schlüssel zum Glück, etwa das Vitamin B_6. Mit seiner Hilfe kann der Körper das Zufriedenheitshormon Serotonin produzieren, das hilft Stellas innerer Balance, Kreativität und Cleverness. Auch andere Glücklichmacher, wie Noradrenalin und Dopamin brauchen Vitamin B_6. B-Vitamine funktionieren nur als Team. Darum wirken sie in der Kartoffel, die von Natur aus eine gesunde Mischung enthält, aber nicht in der Tablette. B-Vitamine sind auch Beautybooster für Haare, Haut und Nägel. Als wäre das nicht schon genug, nähren Kartoffeln noch dein Bindegewebe, denn sie sind eine wichtige Quelle für Kieselsäure, ein Schönheitsmineral und eine Wunderwaffe von Stellas Heldinnen. Iss sie mit Schale – die hat besonders viel Kieselsäure.

Gekochte Kartoffeln

(4 Portionen)

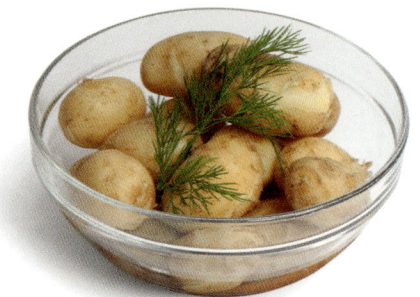

Kartoffeln gründlich waschen und
nicht schälen. In großen Topf geben:

6–8 Kartoffeln

Kochendes Wasser, genug um
die Kartoffeln zu bedecken

1–2 Teelöffel Salz

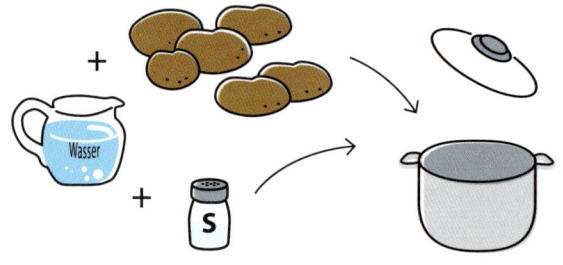

Auf hoher Temperatur aufkochen. Auf niedrige Hitze schalten und köcheln lassen.

Garzeit: Neue Kartoffeln (mit dünner Schale) je nach Größe ca. 10–20 Minuten

　　　　　Große Kartoffeln (mit dicker Schale) je nach Größe ca. 30–50 Minuten

Die Kartoffeln sind gar, wenn sich ein scharfes Messer leicht in die Kartoffel stechen lässt.

Ofenkartoffeln

(4 Portionen)

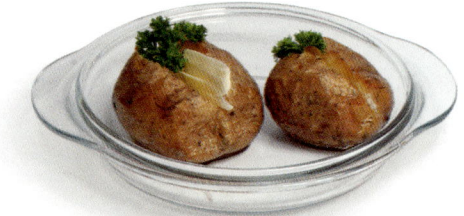

Kartoffeln gründlich waschen und nicht schälen.

In ofenfeste Form geben:

6–8 Kartoffeln, mit einer Gabel
von jeder Seite eingestochen

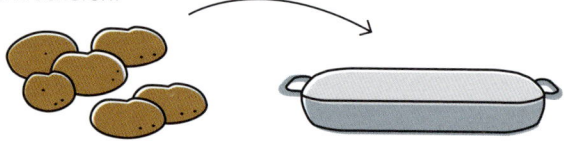

⊞ Backofen mittlere Schiene　　🌡 200 °C

🕐 im Ofen: 1–1,5 Stunden (je nach Größe der Kartoffeln)

Die Kartoffeln sind fertig, wenn die Schale sich aufbläht, goldbraun und knusprig ist und

ein scharfes Messer leicht durch die Kartoffel gleitet.

Kartoffelwürfel aus der Pfanne

(4 Portionen)

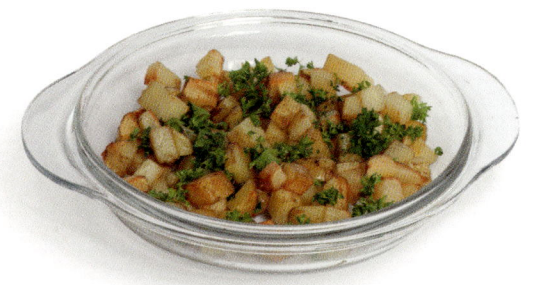

In die Pfanne (den Wok) geben:

2 Esslöffel Butter (oder Öl)

6–8 Kartoffeln, gewürfelt

Auf mittlerer Hitze anbraten, bis sie außen goldbraun und innen weich sind.

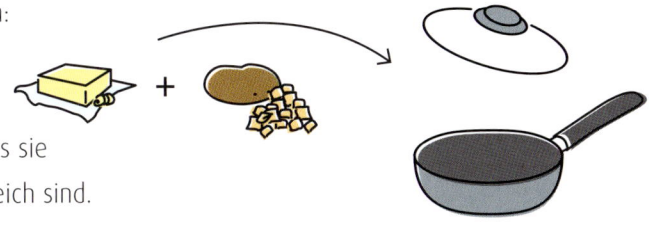

Gegrillte Kartoffelspalten

(4 Portionen)

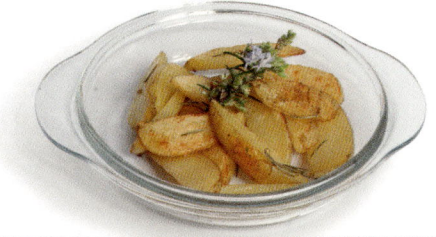

Kartoffeln gründlich waschen und nicht schälen. In große Backform geben:

2 Esslöffel Öl

6–8 Kartoffeln, in Spalten

In der Backform Kartoffeln und Öl vermischen.

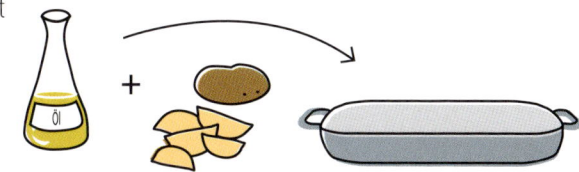

▣ Backofen mittlere Schiene 🌡 200 °C ⏱ 30–45 Minuten. Spalten 2–3-mal wenden.

Die Spalten sind fertig, wenn sie zart, goldbraun und innen weich sind.

STELLAS★TIPP

Rufe die Nutraheldinnen herbei und ersetze für mehr Zellschutz im Essen bei beiden Gerichten einfach die Hälfte der Kartoffeln durch gespaltete Möhren, Pastinaken, rote Paprika und/oder gehackte Zwiebeln und Knoblauch.

Klassisches Kartoffelgratin

(4 Portionen)

Das ist ein tolles Gericht, das ent-
weder als Hauptgericht mit einem
Salat oder als Beilage zu Gemüse,
Pilzen, Fisch und Fleisch in jeglicher
Form serviert werden kann. Kartoffeln
waschen und Schale nicht entfernen.

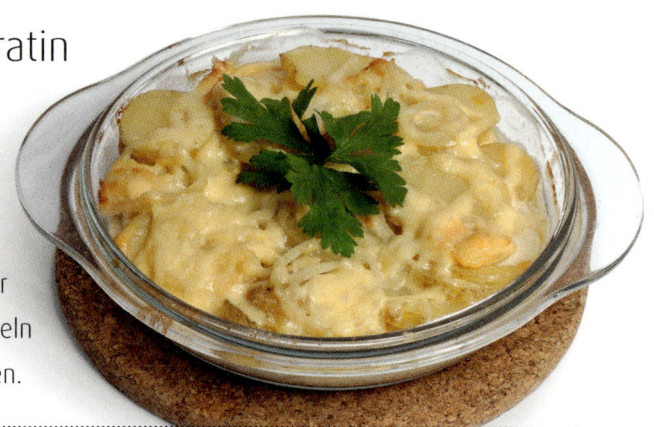

In ofenfeste Form geben:

6–8 Kartoffeln, in dünnen Scheiben

1 Zwiebel, in dünnen Scheiben

Kartoffeln und Zwiebeln
vermischen oder schichten.

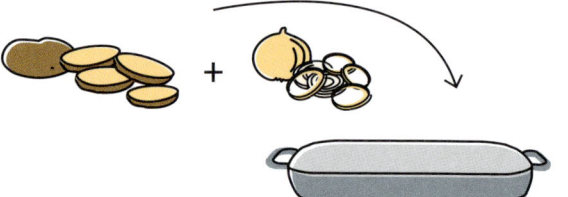

Dresscode-Sauce in separater Schüssel anrühren:

1 Knoblauchzehe, gepresst

100–200 ml Stellas Brühe (oder Wasser)

100 ml Sahne

200 g Käse, gerieben (Hartkäse oder
weniger harte Sorte)

Salz & Pfeffer

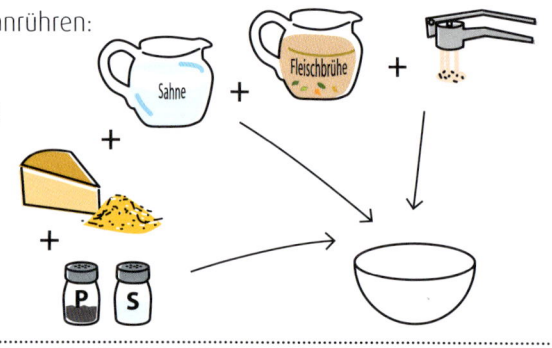

Sauce über Kartoffeln und
Zwiebeln verteilen.

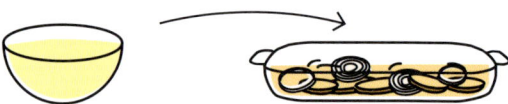

Mit Deckel (oder Alufolie) abdecken. Die letzten 10 Minuten entfernen, damit sich eine
knusprige Kruste bildet.

▢ Backofen mittlere Schiene   🌡 200 °C

⏱ 40–50 Minuten (bis alle Kartoffeln weich sind, mit Messer testen)

Aus dem Ofen nehmen und vorm Servieren 15 Minuten lang abkühlen lassen.

Saftiges Moussaka

Rezept für *Klassisches Kartoffelgratin* befolgen.

Zu geschichteten Kartoffeln und Zwiebeln geben:

1 Aubergine, mittelgroß, in dünnen Scheiben

4 Tomaten, in Scheiben

200 g Hackfleisch, angebraten (optional)

2 Teelöffel Oregano, getrocknet

2 Teelöffel Minze, getrocknet

Ja, ich will: Lachs mit Dill

Rezept für *Klassisches Kartoffelgratin* befolgen.

Zu geschichteten Kartoffeln und Zwiebeln geben:

4 gute Handvoll Spinat

200 g Lachs (geräuchert, roh oder gekocht)

Zur *Dresscode*-Sauce geben:

100 ml frischen Dill, gehackt

1 Esslöffel Senf, mild

Festliches Spinat-Basilikum-Gratin

Rezept für *Klassisches Kartoffelgratin* befolgen.

Zu geschichteten Kartoffeln und Zwiebeln geben:

4 gute Handvoll Spinat

100 ml frisches Basilikum, gehackt

Feta&Honig-Gratin

Rezept für *Klassisches Kartoffelgratin* befolgen.

Hälfte der Kartoffeln ersetzen durch:

2 Pastinaken, in Scheiben

2 Möhren, in Scheiben

Zur *Dresscode*-Sauce geben:

200 g Fetakäse, zerkrümelt (statt Hartkäse)

2 Esslöffel Honig

2 Esslöffel Senf

Mit Salat, gekochtem oder eingelegtem Gemüse servieren.

STELLAS★TIPP

Nutze den ›Multiplikationseffekt‹ und kreiere deine eigene Gratinvariante mit Resten, verschiedenen Gemüse- und Käsesorten, Gewürzen und Kräutern. Deiner Phantasie sind keine Grenzen gesetzt!

Kartoffelsalat
mit Joghurtdressing
(4 Portionen)

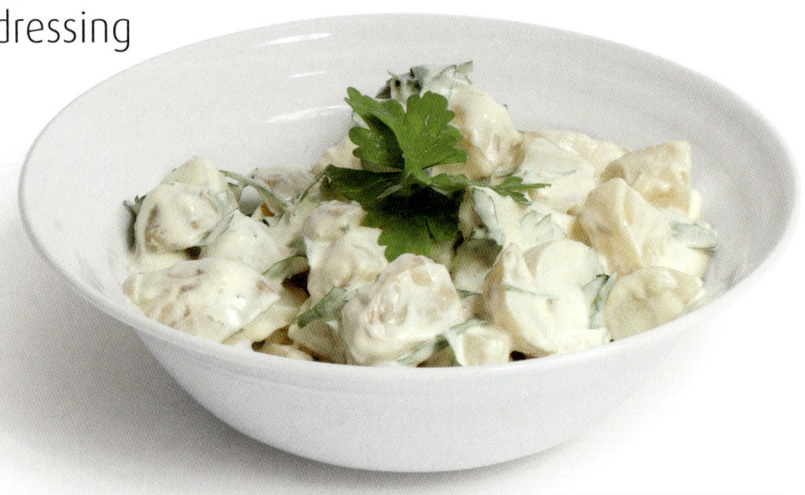

In große Salatschüssel geben:

200 ml Joghurt (oder Kefir)

200 ml saure Sahne

2 Esslöffel Senf

100 ml frische Petersilie, gehackt

Salz & Pfeffer

Gut vermischen.

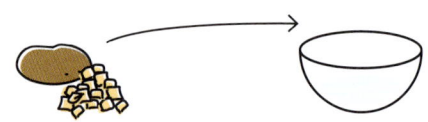

Hinzufügen:

Gekochte Kartoffeln, in Stücke geschnitten

Gut vermischen und servieren.

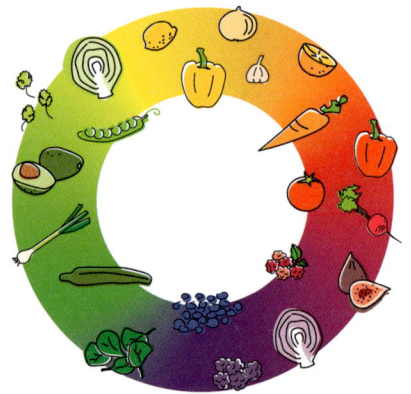

Kartoffelsalat mit Essigdressing
(4 Portionen)

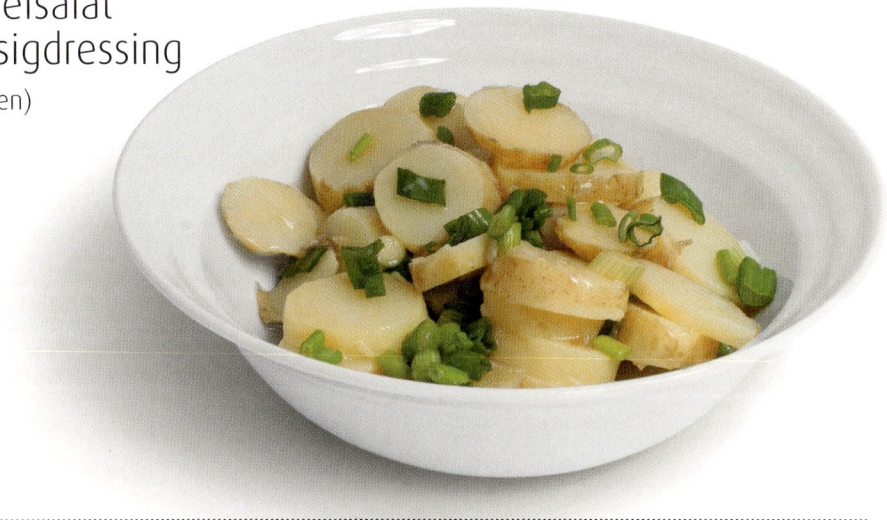

In große Salatschüssel geben:

100 ml weißen Essig, mild
(weiß sieht besser aus als braun)

100 ml Öl

100 ml frische Frühlingszwiebeln
oder Schnittlauch, gehackt

Salz & Pfeffer

Gut vermischen.

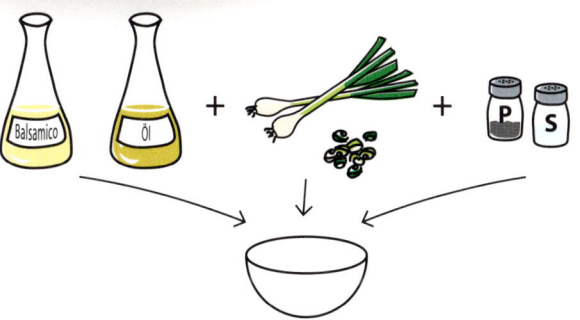

Hinzufügen:

Gekochte Kartoffeln, in Stücke geschnitten

Gut vermischen und servieren.

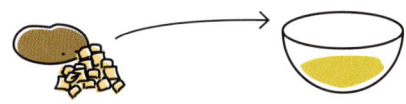

STELLAS ★ TIPP

Befrage das ›Farbrad‹ und gib bunt gewürfeltes Gemüse dazu oder kleinge-schnittene saure Gurken. Wer Dill, Basilikum oder andere Kräuter liebt, mischt sie frisch oder getrocknet unter. Für einen italienischen Touch kleingeschnitte-ne getrocknete Tomaten hinzufügen. Verwende einfach alles, was du magst, ganz nach deinem Geschmack!

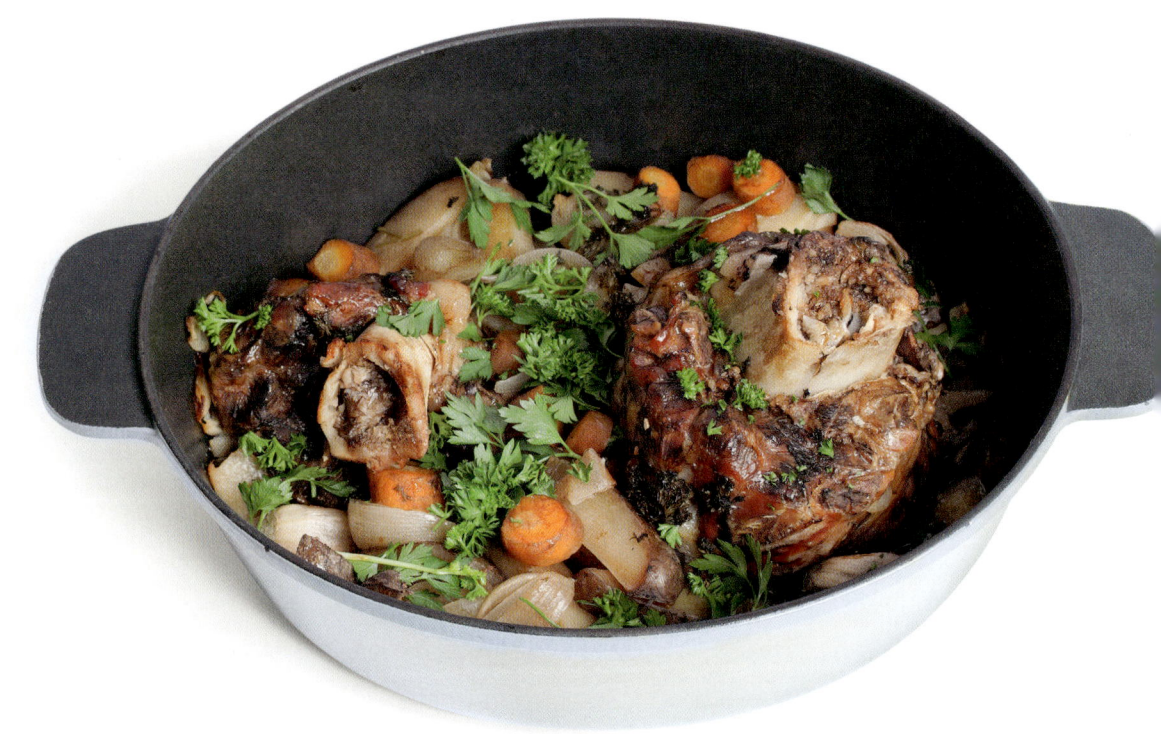

HAXE

Küchencleverness

Haxe ist das Schienbein des Tieres, starke Muskeln mit viel Bindegewebe liefern eine Extraportion Kollagen, und mit der richtigen Zubereitung ist es ein besonders saftiger Genuss. Am bekanntesten ist die italienische Variante, das Ossobuco. Zum Glück für Kollagenliebhaber ist Haxe sehr preisgünstig und so selbst in bester Bio- und Regional-Qualität absolut bezahlbar.

Die Haxe kann im Ganzen zubereitet werden oder als einzelne Beinscheiben. Am besten bei niedriger Temperatur (etwa 100 Grad) lange im Ofen garen, das verwandelt zähe Muskeln in saftigen Genuss. Fertig ist die Haxe, wenn die Kerntemperatur am Knochen bei 80 bis 85 Grad liegt bzw. wenn das Fleisch sich leicht vom Knochen lösen lässt. Um die Garzeit zu verkürzen, einfach die Ofentemperatur erhöhen.

Für die folgenden Rezepte kann man so ziemlich jedes Fleisch verwenden, allerdings hängen die Garzeiten stark von dem verwendeten Stück ab. Stella rät: Freunde dich mit deinem örtlichen Schlachter an, der gibt dir Rat.

Stella gart ihr Fleisch für das Abendessen am Sonntag, ganz nebenbei beim Entspannen auf der Couch. Am Montag kocht sie aus den Knochen und Resten eine Brühe und Dienstagabend gibt es eine köstliche Suppe daraus. So recycelt Stella den Knochen, ökonomisiert ihr Essen und maximiert dabei ihre nachhaltige Versorgung mit wertvollen Pflegestoffen.

Inspirationen aus der Wissenschaft

Sogenanntes »zähes« Fleisch hat einen besonders hohen Anteil an Kollagen und bindegewebeaufbauende Aminosäuren. Aus denen kann der Körper wieder eigenes Bindegewebe aufbauen. Es gibt bislang keine Studien, in denen Haxe gegen Cellulite eingesetzt wird. Warum eigentlich nicht, fragt sich Stella.

Es gibt Leute, die sagen, dass das Fleisch nahe am Knochen das beste sei. Wir glauben daran: Was so gut schmeckt, macht glücklich und glücklich ist schön!

Einfache Sonntagshaxe

(4 Portionen)

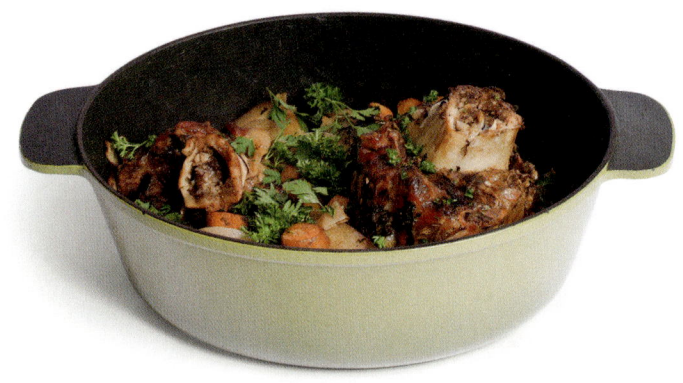

In große ofenfeste Form mit Deckel geben:

1 Haxe mit Knochen (ca. 1–1,5 kg),
ganz oder in dicken Scheiben

Um Fleisch herum verteilen:

4–6 Kartoffeln, mit Schale in Spalten geschnitten

2 Möhren, in Scheiben

2 Zwiebeln, in Spalten

2 Lorbeerblätter

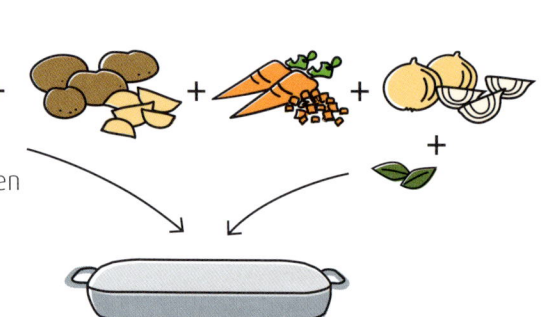

Dresscode-Dressing in separater Schüssel anrühren:

25–50 ml Essig, mild

100 ml Öl

2 Knoblauchzehen, fein gehackt

100 ml frische Petersilie, gehackt

Salz & Pfeffer

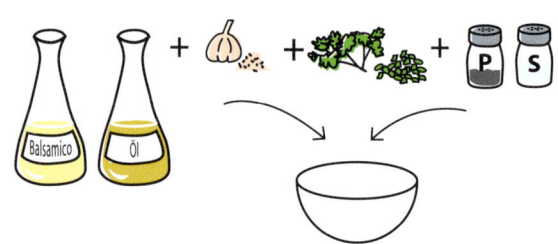

Dresscode-Dressing über
Haxe und Gemüse verteilen.

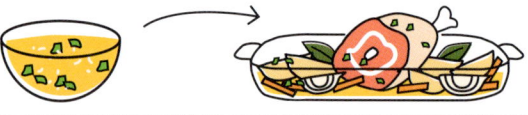

🗔 Backofen mit Deckel (oder Alufolie) auf unterer Schiene   🌡 100 °C

🕐 7–8 Stunden mit Deckel

Vorm Servieren über das Gericht streuen: 50 ml frische Petersilie, gehackt

Mazedonische Haxe

Zum Rezept für *Einfache Sonntagshaxe* hinzufügen:

400 g Pilze, geviertelt

100 ml Trockenpflaumen, halbiert

Dresscode-Dressing ersetzen durch:

50–100 ml Essig, mild

50 ml Öl

50 ml Sojasauce

2 Knoblauchzehen, gepresst

100 ml frische Petersilie, gehackt

Pfeffer (kein Salz!)

Pariser Nächte

Rezept für *Einfache Sonntagshaxe* befolgen.

Dresscode-Dressing ersetzen durch:

2 Esslöffel Essig, mild

100 ml Öl

200 ml Ketchup

2 Esslöffel Dijon-Senf

2 Knoblauchzehen, fein gehackt

1 Esslöffel Französische Gewürzmischung

100 ml frische Petersilie, gehackt

100 ml Schnittlauch, gehackt

Salz & Pfeffer

Italienischer Herbst

Rezept für *Einfache Sonntagshaxe* befolgen.

Dresscode-Dressing ersetzen durch:

1 Dose (400 g) gehackte Tomaten oder eine Packung passierte Tomaten

50 ml Öl

Schale von 1/2 Zitrone, fein gehackt

2 Knoblauchzehen, gehackt

1 Esslöffel Italienische Gewürzmischung

100 ml frische Petersilie, gehackt

Salz & Pfeffer

Orientalischer Genuss

Rezept für *Einfache Sonntagshaxe* befolgen.

Dresscode-Dressing ersetzen durch:

4 Tomaten, grob gehackt (oder 1 Dose (400 g) gehackte Tomaten)

50 ml Öl

1 Esslöffel Orientalische Gewürzmischung

Salz & Pfeffer

Vorm Servieren über das Gericht streuen:

100 ml frischen Koriander, gehackt

STELLAS ★ TIPP *Dreh das ›Farbrad‹ und wechsel das Gemüse. Bestimme den ›Dresscode‹: Für sahnige Sauce einfach kurz vor Ende der Garzeit 100 ml Sahne hinzufügen. Oder mit saurer Sahne servieren – schmeckt phantastisch! Wenn du Lust hast, mach die doppelte Menge Dressing. Wenn du die Haxe mit einem Hafergericht kombinieren möchtest, lass einfach die Kartoffeln weg.*

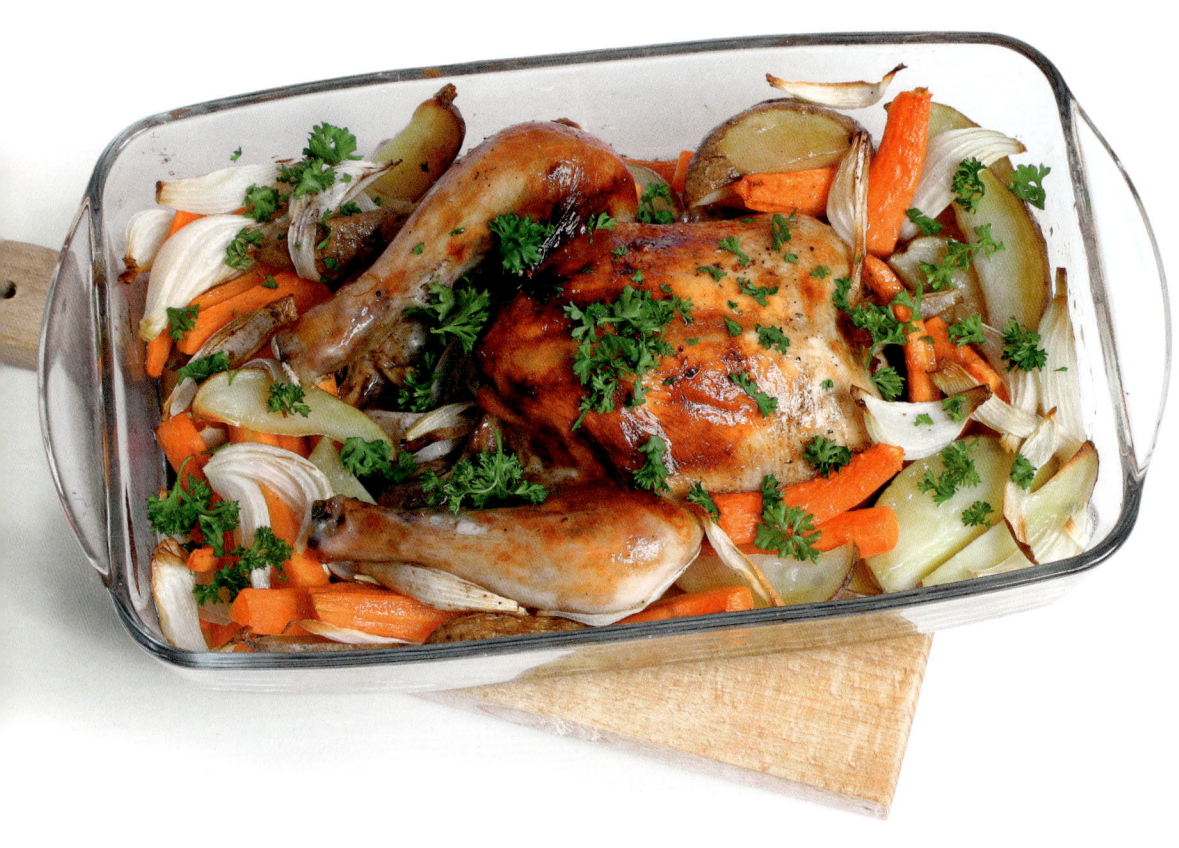

HUHN

Küchencleverness

Kauf das Huhn immer in bester Qualität und mit Knochen. Frag deinen örtlichen Schlachter, ob er ganze Hühner hat, das garantiert ein Mehr an Fleischmenge, Qualität und Geschmack. Die Haut des Huhns sollte cremefarben bis gelblich sein, definitiv nicht grau.

Ein ganzes Huhn ist gar, wenn das Fleisch weiß ist, der Fleischsaft ganz klar. Ist die Flüssigkeit im Fleischsaft pink, ist das Huhn nicht fertig, für diesen Test nah am Knochen anschneiden. Die Kerntemperatur am Knochen soll 80 Grad haben, wenn es gar ist. Damit Bakterien keine Chance haben, muss das Huhn gut durchgegart sein, und auch Messer, Schneidebrett und andere Oberflächen, die zur Zubereitung benötigt werden, immer sofort nach der Benutzung mit heißem Wasser und Spülmittel reinigen.

Recyclen für die Umwelt: Die Knochen vom Huhn im Ofen können wiederverwertet werden zu einer wunderbaren Hühnerbrühe. Folge einfach dem *Schlichte-Hühnerbrühe-Rezept* und verwende Knochen- und Hautreste des Ofengerichtes anstelle des ganzen Huhns.

Inspirationen aus der Wissenschaft

Freilaufende Hühner bewegen sich. Das macht sie nicht nur glücklicher und gesünder, sie bauen auch mehr Bindegewebe im Fleisch auf. Dein Körper kann sich also über eine Extraportion Kollagen freuen.

Stella findet, aus Huhn lässt sich am einfachsten eine gute Beautybrühe kochen. Besonders viel Kollagen steckt in Haut, Sehnen, Knochen – so wird die Hühnerbrühe ein wahres Schönheitselixier.

Miss Kollagen

Hühnchen im Ofen

(4 Portionen)

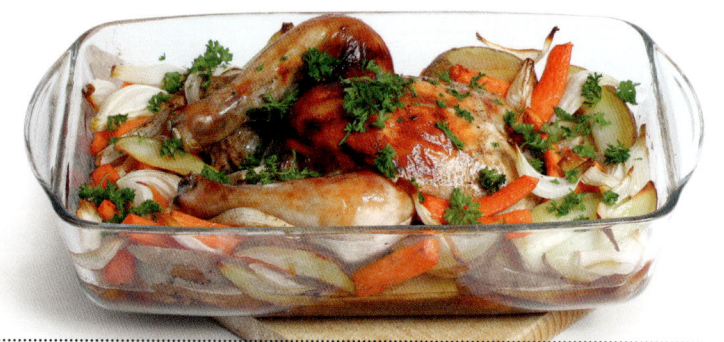

In ofenfeste Form geben:

1 ganzes Hühnchen

Um Hühnchen herum verteilen:

2 Zwiebeln, in Spalten

4 Kartoffeln, in Spalten

2 Möhren, in Stiften

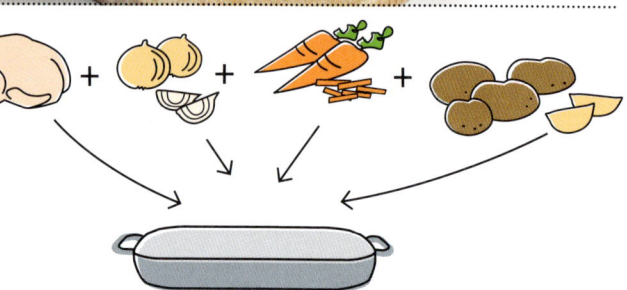

Dresscode-Dressing in separater Schüssel anrühren:

50 ml Essig

2 Esslöffel Öl

Salz & Pfeffer

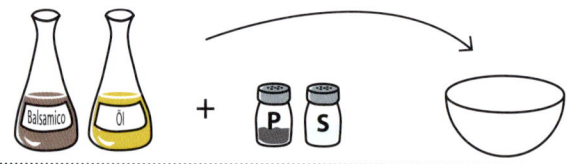

Dressing über Hühnchen
und Gemüse verteilen.

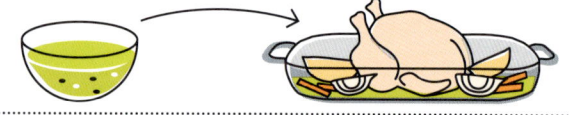

 Backofen untere Schiene   ca. 75–90 Minuten   🌡 180 °C

Vorm Servieren über das Hühnchen streuen: 50–100 ml frische Petersilie, gehackt (optional)

STELLAS ★ TIPP *Der ›Dresscode‹ sagt, Zitrone statt Essig mache das Gericht eleganter, mit frischem Koriander wirke es weltgewandt. Sei kreativ: Würz mit einer deiner Gewürzmischungen, und wechsel das Gemüse mit dem ›Farbrad‹. Wer eine cremige Sauce bevorzugt, fügt 10 Minuten vor Ende der Garzeit 100 ml Sahne hinzu. Wenn du es mit einem Hafergericht kombinieren möchtest, lass einfach die Kartoffeln weg.*

Hong-Kong-Huhn

Rezept für *Hühnchen im Ofen* befolgen.

Dresscode-Dressing ersetzen durch:

50 ml Essig

2 Esslöffel Öl

2 Teelöffel Sojasauce

2 Knoblauchzehen, gepresst

1 großen Daumen Ingwer, gerieben (oder 2 Teelöffel getrockneten gemahlenen Ingwer)

Salz & Pfeffer

Dressing über Hühnchen und Gemüse geben und in den Ofen stellen.

Vorm Servieren Gericht bestreuen mit:

2 Esslöffel Gomasio (optional)

50–100 ml frischem Koriander, gehackt (optional)

Kreuzkümmel-Orangen-Duett

Rezept für *Hühnchen im Ofen* befolgen.

Dresscode-Dressing ersetzen durch:

50 ml Orangensaft, frisch gepresst

2 Esslöffel Öl

2 Knoblauchzehen, gepresst

2 Teelöffel Kreuzkümmel, gemahlen

Salz & Pfeffer

Dressing über Hühnchen und Gemüse verteilen und in den Ofen stellen.

Vorm Servieren Gericht bestreuen mit:

50 ml frischem Koriander, gehackt (optional)

Frisch vom Grill

Rezept für *Hühnchen im Ofen* befolgen.

Dresscode-Dressing ersetzen durch:

50 ml Essig

2 Esslöffel Öl

50 ml Ketchup

2 Teelöffel Sojasauce

2 Knoblauchzehen, gepresst

2 Teelöffel Italienische Gewürzmischung

Salz & Pfeffer

Dressing über Hühnchen und Gemüse verteilen und in den Ofen stellen.

Vorm Servieren Gericht bestreuen mit:

50 ml frische Petersilie, gehackt (optional)

Senf-Estragon-Huhn

Rezept für *Hühnchen im Ofen* befolgen.

Dresscode-Dressing ersetzen durch:

50 ml Sahne

1 Esslöffel Senf

¼ Teelöffel Honig

½ Teelöffel Zitronensaft

1 Teelöffel Estragon, getrocknet

Salz & Pfeffer

Dressing über Hühnchen und Gemüse verteilen und in den Ofen stellen.

Vorm Servieren Gericht bestreuen mit:

50 ml frische Petersilie, gehackt (optional)

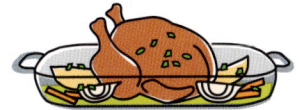

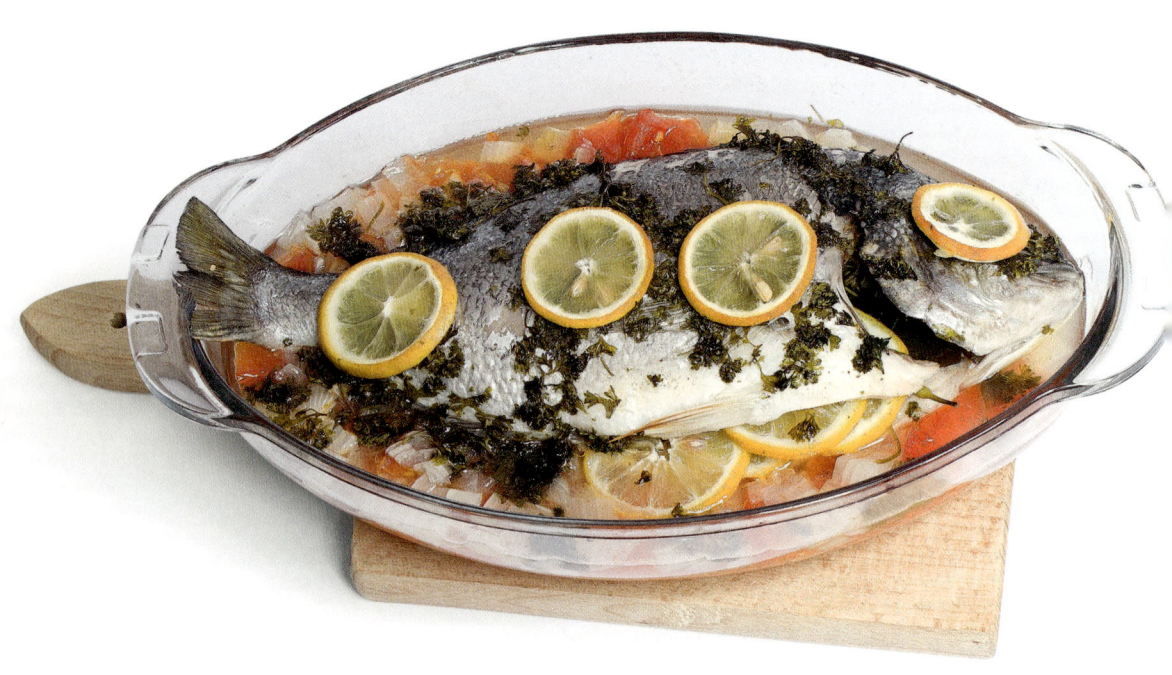

FISCH

Küchencleverness

Stella findet Fisch toll, solange sie ihm beim Essen nicht in die Augen schauen muss. Beim Einkaufen hingegen prüft sie an klaren Augen, ob der Fisch frisch ist. Er sollte leuchtend rote Kiemen haben und nicht nach Fisch riechen. Den besten Fisch gibt es beim guten Fischhändler, genauso wie den professionellen Rat für die Zubereitung. Gefrorener Fisch ist in der Regel auch ziemlich frisch und riecht nicht fischig.

Ganz und mit seinen Gräten gegart, bekommt der Fisch ein volleres Aroma und wird saftiger. Wenn ein ganzer Fisch dich überfordert, bitte darum, Kopf und Innereien zu entfernen. Wenn das immer noch zu viel ist, nimm nur die Filets, frisch oder gefroren. Bedenke bei den Rezepten aber, dass Filets schneller gar sind als ein ganzer Fisch. Allgemein ist Fisch gar, wenn das Fleisch weiß ist und nicht mehr durchsichtig. Nimm ein Messer und teste die Farbe des Fleisches entlang der Wirbelsäule des Fischs.

Kaufe nur Fisch aus nachhaltigem Fang. Siegel, wie das des »Marine Stewardship Council«, als MSC Logo auf der Packung zu sehen, zeigt, wo fairer Fisch drinsteckt. Im Fischgeschäft kannst du direkt nachfragen.

Halte Messer und Schneideflächen gut sauber, wenn du Fisch zubereitest. Spüle sie immer direkt nach der Benutzung mit heißem Wasser und Spülmittel, bevor das nächste Essen damit in Berührung kommt.

Inspirationen aus der Wissenschaft

Schönheit aus dem Meer: Vor allem fettiger Seefisch (Lachs, Makrele, Hering etc.) liefert jede Menge wertvolle Fette für schöne Zellen, dazu die Hautvitamine A und D und begehrte Mineralstoffe wie Jod und Zink oder Selen, derzeit absolut trendiges Spurenelement für Zellschutz und DNA-Reparatur.

Miss Zellschutz

Ofenfisch

(4 Portionen)

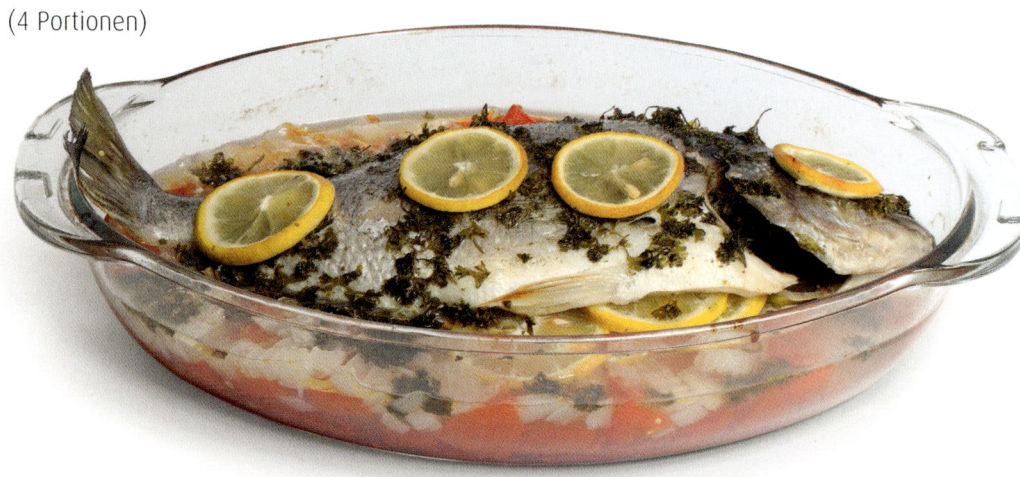

In ofenfeste Form geben:

2 Zwiebeln, fein gehackt

4 Tomaten, kleingeschnitten

Auf das Gemüse legen:

1 kg ganzen Fisch

(sorgfältig unter kaltem Wasser abgewaschen)

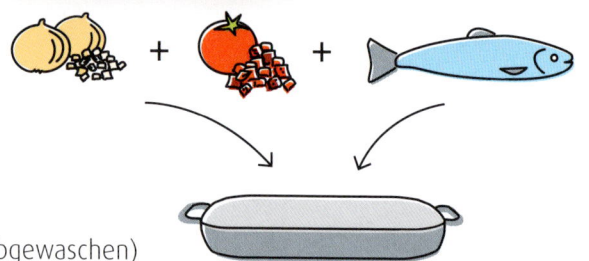

Dresscode-Dressing in separater Schüssel anrühren:

50 ml Zitronensaft, frisch gepresst

50 ml Öl

50–100 ml frische Petersilie, gehackt

Salz & Pfeffer

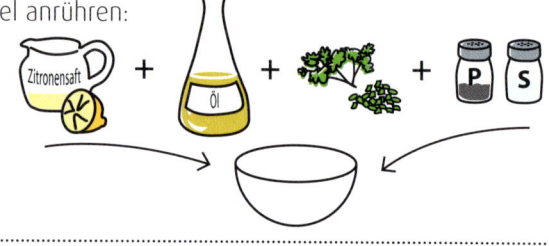

Dressing über Fisch

und Gemüse verteilen.

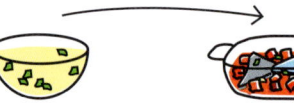 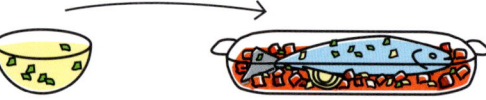

⊞ Backofen untere Schiene mit Deckel   🌡 200 °C

◐ Kleiner Fisch (500–750 g) ca. 35–45 Minuten

     Größerer Fisch (750 g–1 kg) ca. 50–60 Minuten

Goa Delight

Ofenfisch-Rezept befolgen.

Dresscode-Dressing ersetzen durch:

1/2 Dose (200 ml) Kokosmilch

50 ml frische Petersilie, gehackt

50 ml frischen Koriander, gehackt

1–2 Esslöffel Indische Gewürzmischung

Salz & Pfeffer

Dressing über Gemüse und Fisch verteilen.

Fisch mit Deckel (oder Alufolie) abdecken.

In den Ofen stellen.

Nordlicht

Ofenfisch-Rezept befolgen.

Dresscode-Dressing ersetzen durch:

2 Teelöffel Zitronensaft, frisch gepresst

100 ml Sahne

50 ml frischen Dill, gehackt

2 Teelöffel Senf

Salz & Pfeffer

Dressing über Fisch und Gemüse verteilen.

Fisch mit Deckel (oder Alufolie) abdecken.

In den Ofen stellen.

Persische Versuchung

Ofenfisch-Rezept befolgen.

Dresscode-Dressing ersetzen durch:

50 ml Zitronensaft, frisch gepresst

50 ml Öl

50 ml frische Petersilie, gehackt

50 ml frischen Koriander, gehackt

50 ml frische Minze, gehackt

0,5 g Safran

Salz & Pfeffer

Dressing über Fisch und Gemüse verteilen.

Fisch mit Deckel (oder Alufolie) abdecken.

In den Ofen stellen.

Tex-Mex Fisch

Ofenfisch-Rezept befolgen.

Dresscode-Dressing ersetzen durch:

100 ml Sahne

2 Teelöffel Mexikanische Gewürzmischung

Salz & Pfeffer

Dressing über Fisch und Gemüse verteilen.

Fisch mit Deckel (oder Alufolie) abdecken.

In den Ofen stellen.

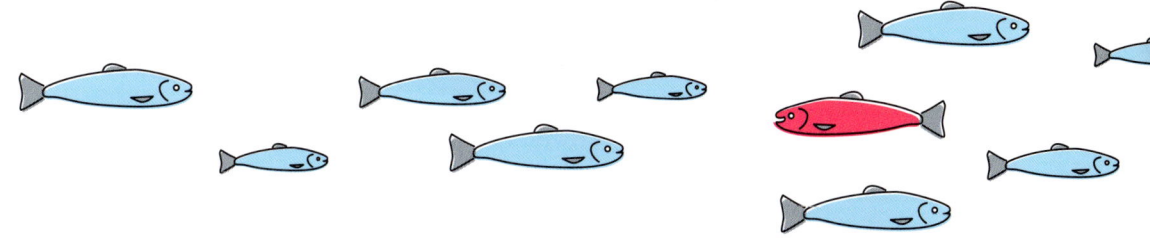

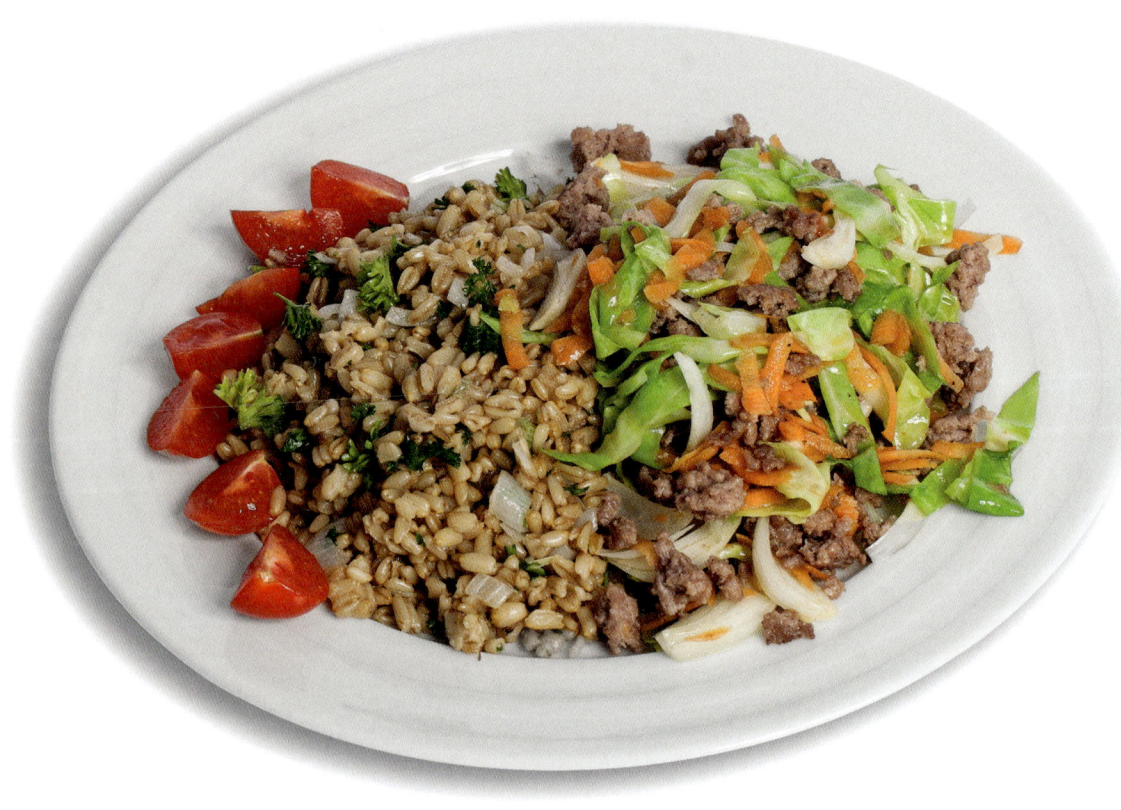

HACKFLEISCH

Küchencleverness

Hackfleisch ist praktisch zu portionieren und sparsam in der Verwendung, weil schon kleine Mengen viel Geschmack ins Essen bringen. Und es kann eine Art Gewürz sein, für Gemüsepfannen oder Nudelsaucen.

Stella verbraucht frisches Hackfleisch vom Schlachter innerhalb von 12 Stunden, oder sie friert es portionsweise zu je 100 g in gut verschlossenen Gefrierbeuteln ein, so hält es bis zu sechs Monate. Hackfleisch sollte immer schön pink sein. Dunkle Flecken, graue Farbe oder grüner Schimmer zeigen, dass es alt ist.

Inspirationen aus der Wissenschaft

Stella nutzt das 3 mal 3 für schöne Haut und Haare: Biofleisch hat bis zu 3-mal soviel Omega-3-Fettsäuren, im Vergleich zu Nicht-Biofleisch.

Weil sich Tiere aus ökologischer Haltung mit Weidegang mehr bewegen, bauen sie auch mehr Bindegewebe auf, also mehr Kollagen – Stellas Schönheitsplus heißt: »Freie Wiesen für alle!«.

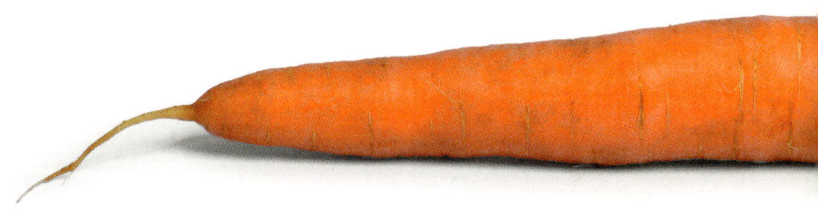

Hackpfanne

(4 Portionen)

Dieses Gericht ist
einfach und lecker!
Am besten bereitet
man es im Wok zu, in einer
großen Pfanne geht es aber auch.

In den Wok (die Pfanne) geben:

2 Esslöffel Öl

400 g Hackfleisch

Fleisch auf hoher Temperatur
durchbraten.

Gemüse hinzufügen (4–6 Handvoll):

1 Möhre, gerieben

1 Zwiebel, gehackt

200–400 g Kohl (Sorte egal), in dünnen Streifen

2 Knoblauchzehen, gepresst

Fleisch und Gemüse auf hoher
Temperatur anbraten, bis es heiß aber noch bissfest ist.

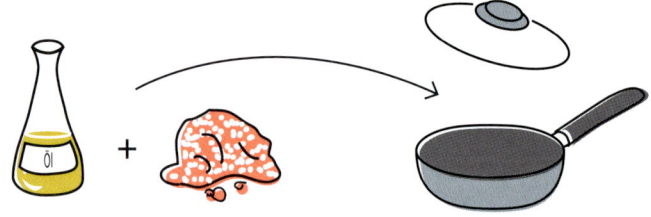

In den Wok (die Pfanne) geben:

100–200 ml Brühe oder Wasser
(optional, damit es saftiger wird)

Salz & Pfeffer

Mit gekochtem Hafer, Naturreis oder Vollkornpasta
servieren. Oder selbstgemachte *Tortillas* damit füllen.

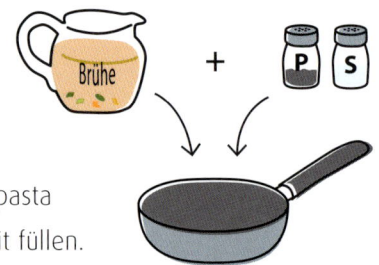

Asiatische Ingwerpfanne

Hackpfanne-Rezept befolgen.

Zum Gemüse hinzufügen:

1 großen Daumen frischen Ingwer, gerieben

100 ml Frühlingszwiebeln, in dünne Ringe geschnitten

Direkt vorm Servieren 100 ml frisch gehackten Koriander untermischen.

Bon Appetit!

Hackpfanne-Rezept befolgen.

Zum Hackfleisch hinzufügen:

2 Esslöffel Französische Gewürzmischung

Zum bissfesten Gemüse hinzufügen:

100 ml Sahne

1 Esslöffel Senf

1 Esslöffel Sojasauce (für eine braunere Farbe)

Weitere 5 Minuten kochen lassen.

Mexikanische Tortillas

Hackpfanne-Rezept befolgen.

Zum Hackfleisch hinzufügen:

2 Esslöffel Mexikanische Gewürzmischung

Zum Gemüse hinzufügen:

1 rote Paprika, in feine Scheiben geschnitten

Direkt vorm Servieren 100 ml frisch gehackten Koriander untermischen.

Pfannenbolognese

Hackpfanne-Rezept befolgen.

Zum Hackfleisch hinzufügen:

1 Esslöffel Oregano

Zum bissfesten Gemüse hinzufügen:

1 Dose (400 g) gehackte Tomaten oder eine Packung passierte Tomaten

2 Esslöffel Tomatenmark

Mindestens noch 5 Minuten kochen – je länger es kocht, desto mehr vermischt sich der Geschmack von Gemüse und Gewürzen zu einer klassischen Bolognese.

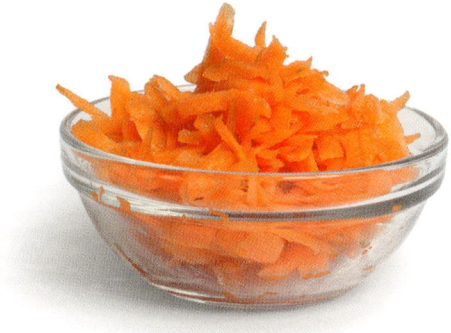
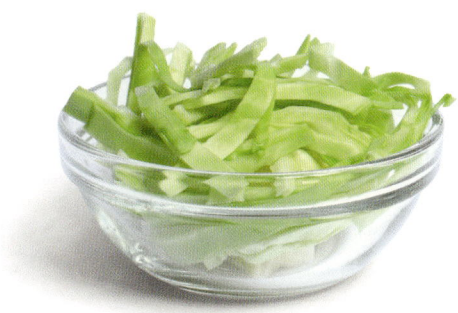

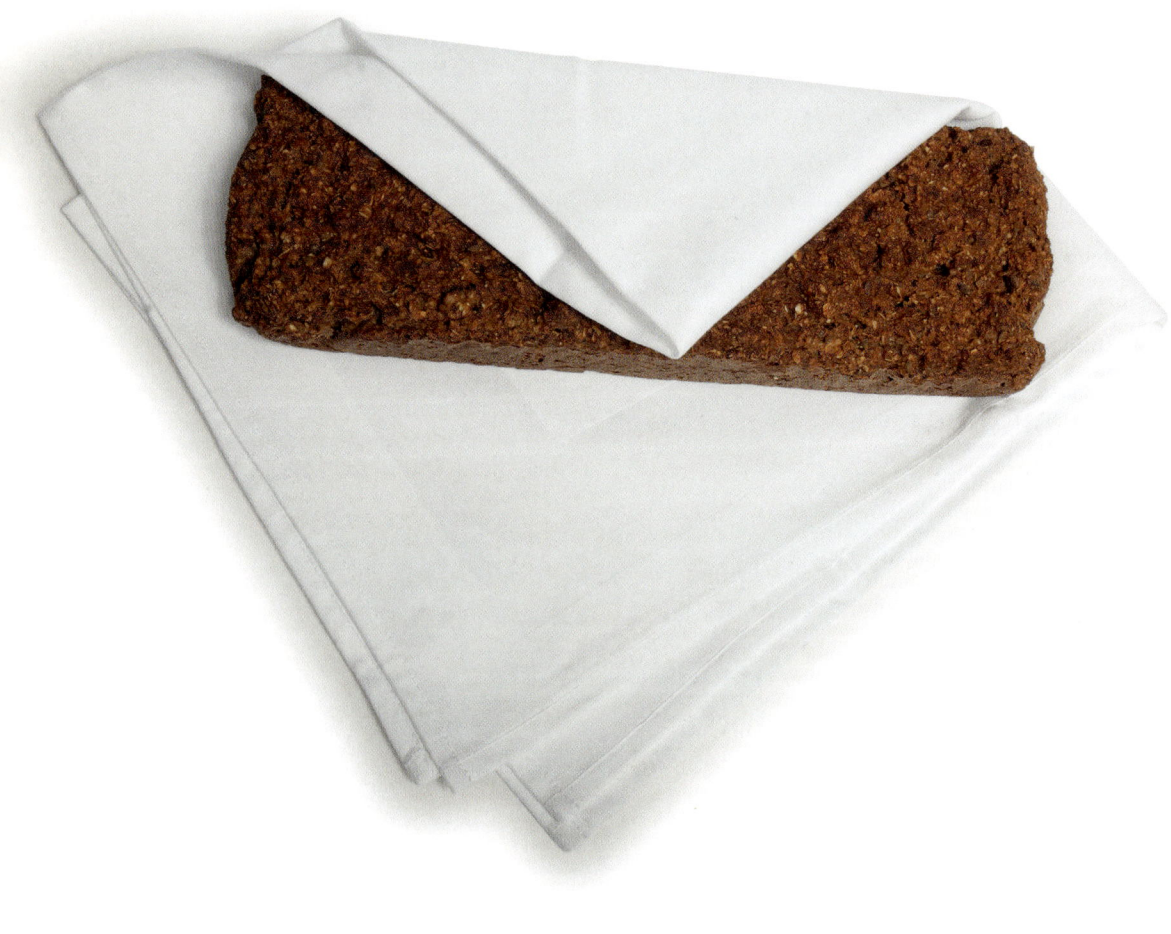

BROT

Küchencleverness

Brot essen die meisten von uns jeden Tag. Also lohnt es sich besonders, gutes Brot zu essen. Außerdem schmeckt es so herrlich, dass es glücklich macht. Und es macht satt. Wenn es mit Vollkorn gemacht ist, versorgt es dich gleichzeitig mit Nutrakräften. Das Mehl jeder Getreidesorte ist anders, wechsele einfach ab.

Echtes Brot enthält nur Mehl, Wasser, Hefe und/oder Sauerteig oder Backferment und Salz. Solch ein Brot bleibt mehrere Tage frisch, Sauerteigbrote eine Woche oder mehr. Vollkornbrot gibt es auch mit fein gemahlenem Mehl. Dunkel bedeutet nicht unbedingt Vollkorn, manche Brote sind nur eingefärbt. Stella fragt einfach ihren Bäcker nach den Zutaten, der kann sie auch in Geschmacksfragen beraten.

Nüsse und Saaten im Teig machen das Brot reicher an Geschmack und Nutrastoffen. Stella mag viel davon und backt deshalb ihr eigenes Brot.

Inspirationen aus der Wissenschaft

Vollkorn im Brot ist für Stella ein Muss für den Schönheitsschutz. Es liefert Mineralstoffe und B-Vitamine, die ihre Haut so liebt. Unser tägliches Vollkornbrot schenkt uns außerdem Ballaststoffe, die dem Appetit helfen, sich auszubalancieren, angeblich Entzündungsfaktoren im Blut abfangen und das Immunsystem im Darm versorgen.

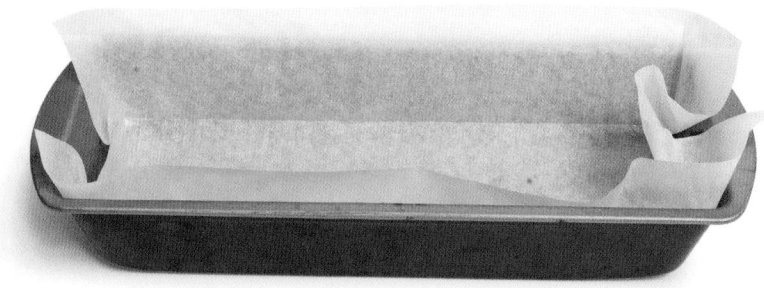

Superdupergesundes Brot

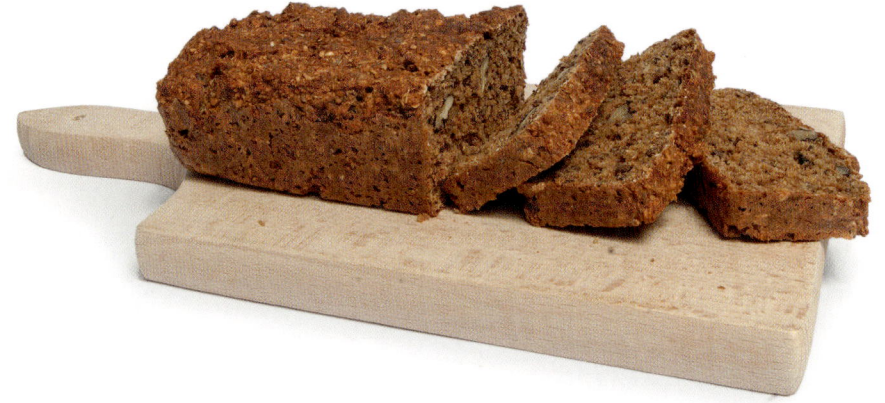

Das einfachste und schnellste Brot aller Zeiten! Und für diejenigen, die »Angst« vorm Backen mit Hefe haben: Dieses Rezept kommt mit Backpulver (oder Natron) aus, und man muss sich nicht einmal die Hände schmutzig machen. Kaum zu glauben, aber dieses Brot ist nicht nur superdupergesund, sondern auch noch unglaublich lecker!

Eine Kastenform (für 1,5 Liter) mit Butter einfetten (oder mit Backpapier auslegen).

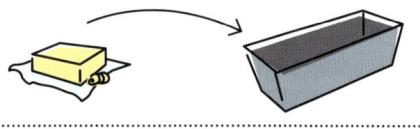

In große Schüssel geben:

200 ml Haferflocken
200 ml Roggenvollkornmehl
200 ml Weizenvollkornmehl
100 ml Haferkleie
(oder Weizen-/Roggenkleie)
50 ml Leinsamen, gequetscht
100 ml Rosinen (optional)
100 ml gemischte Nüsse, gehackt
3 Teelöffel Backpulver
(oder 1,5 Teelöffel Natron)
1/2 Teelöffel Salz
Trockenzutaten gut vermischen.

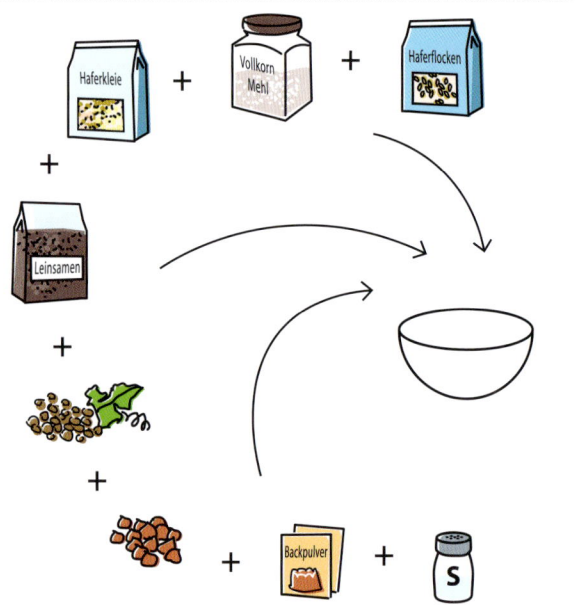

Hinzufügen:

400 ml Kefir oder Joghurt

(nicht cremigen, eher flüssigen Joghurt)

50 ml flüssigen Honig oder dunklen Sirup

Gut vermischen.

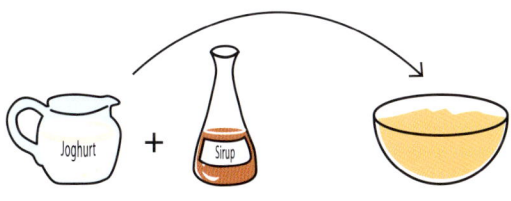

Teig in die Kastenform füllen.

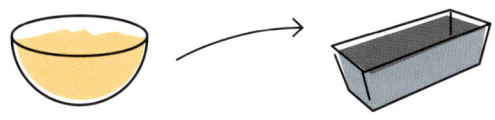

▣ Backofen untere Schiene mit Deckel   🌡 (vorgeheizt): 175 °C   ◷ ca. 1 Stunde

Das Brot ist fertig, wenn beim Hineinstechen kein Teig an der Messerspitze kleben bleibt.

Brot aus der Form stürzen und abkühlen lassen.

In Scheiben geschnitten mit Butter bestreichen – mhmm, köstlich!

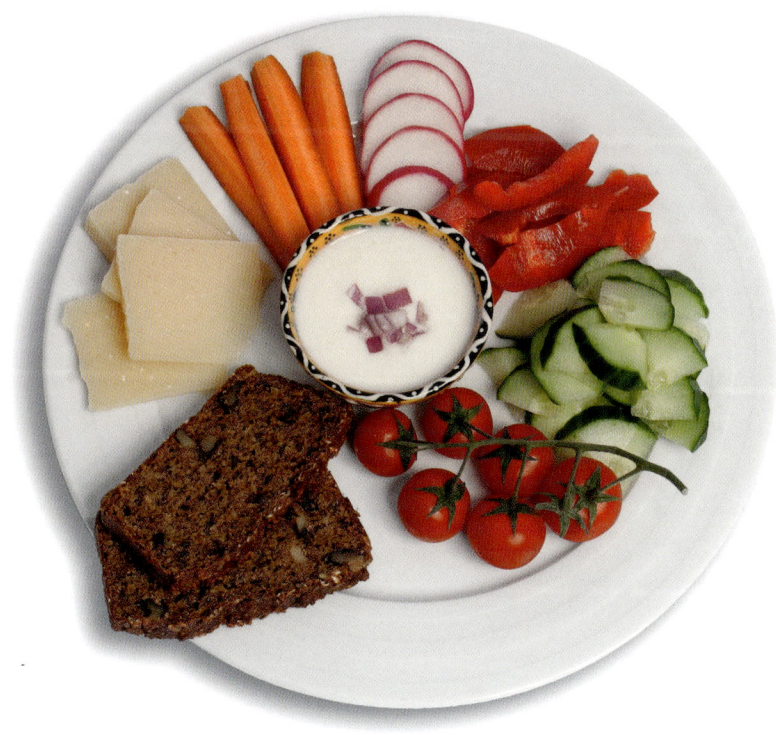

Rustikale Tortillas

(4 Portionen)

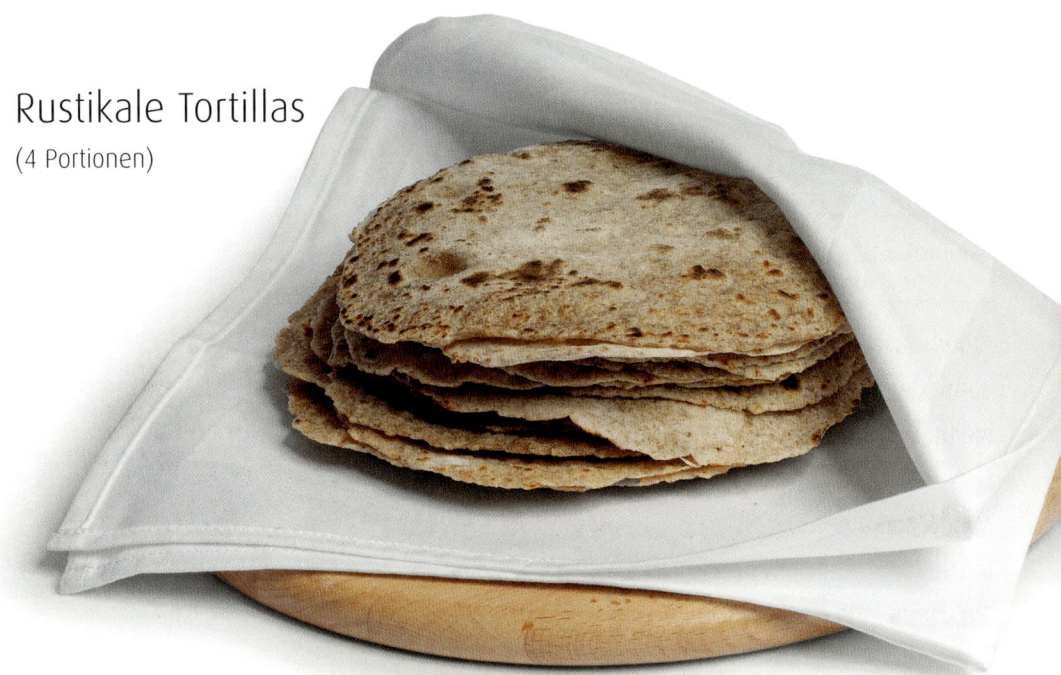

Dieses Rezept erfordert ein klein wenig mehr Handarbeit als die übrigen, aber weil es so vielseitig ist und enorm gut schmeckt, hat es Stellas Test bestanden und ist somit in diesem Buch gelandet.

In eine Schüssel geben:

200 ml Mehl

200 ml Roggenvollkornmehl

200 ml Haferflocken

1/2 Teelöffel Salz

Trockenzutaten gut vermischen.

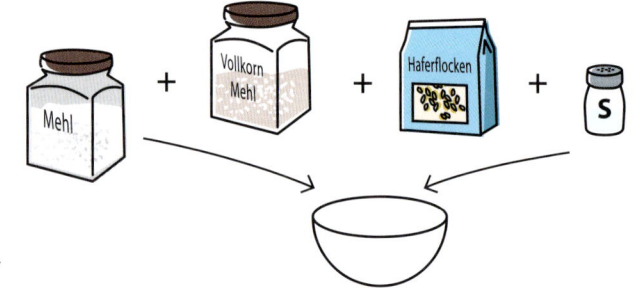

In die Mitte der Mehlmischung geben:

200 ml heißes Wasser

4 Esslöffel Öl

Gut vermischen, erst mit einem Löffel,

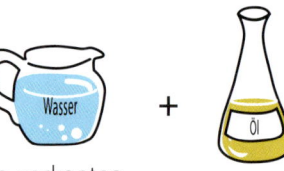 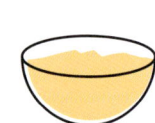

dann einige Minuten lang mit den Händen verkneten.

Der Teig sollte feucht, aber nicht klebrig sein.

Teig 30 Minuten bis 1 Stunde bei Zimmertemperatur ruhen lassen.

Teig in 12 Teile schneiden.

Jeden Teil zu einem Ball formen.

Mit einem Nudelholz (oder einer sauberen Glasflasche)

jeden einzelnen Ball zu einem dünnen Fladen von der Mitte nach außen rollen.

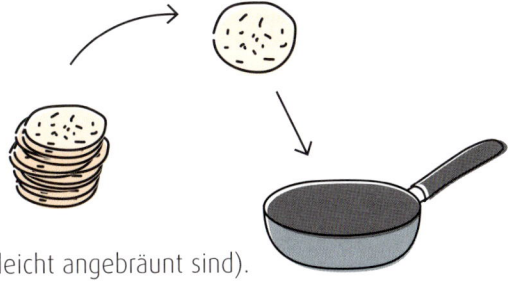

Arbeitsfläche und Tortilla bemehlen,

damit der Teig nicht am Nudelholz kleben

bleibt.

Flache Pfanne auf mittlerer Hitze einige

Minuten vorheizen. Kein Öl verwenden!

Jeden Tortillafladen von jeder Seite ca. 30

Sekunden lang rösten (bis sie stellenweise leicht angebräunt sind).

Auf einem Teller in ein sauberes Handtuch eingewickelt warm halten. (Nicht ohne Handtuch auf den Teller legen, sonst weichen die Tortillas von unten her durch.)

Die Tortillas lassen sich super einfrieren – einfach in Alufolie oder ein sauberes Handtuch

wickeln und 5–10 Minuten bei 100 °C im Ofen aufwärmen.

STELLAS ★ TIPP

Unglaubliche Vielfalt an Verwendungsmöglichkeiten

★ *für Quesadillas, Burritos, Tortillas*

★ *Grundlage für selbstgemachte Pizza*

★ *als Wrap mit allen möglichen Köstlichkeiten gefüllt*

★ *Grundlage für Flammkuchen (mit saurer Sahne, geräucherten Schinkenwürfel, geriebenem Käse und Zwiebelringen)*

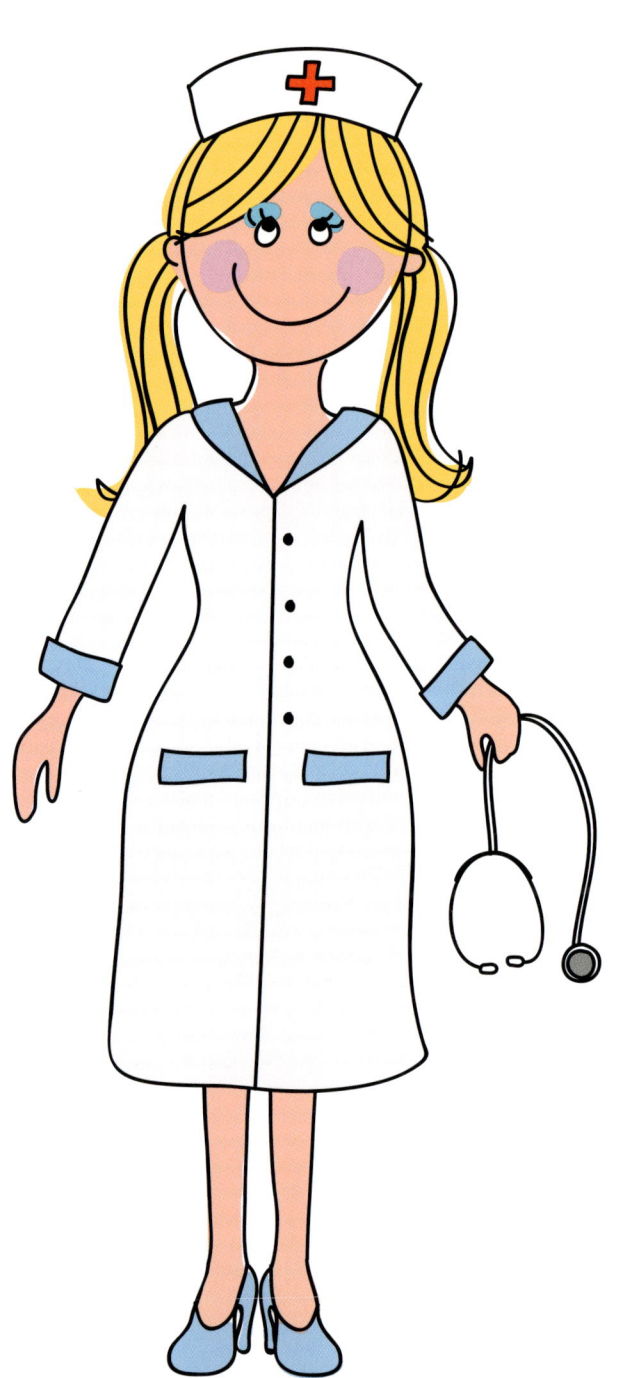

NOTFALLVERSORGUNG

Hilfe, was soll ich nur kochen?

Es gibt Zeiten, da kommt man einfach nicht zum Einkaufen. Das ist okay, denn es gibt schließlich wichtigere Dinge im Leben. Aber gerade an so stressigen Tagen tut ein richtiges Essen besonders gut. Für alle, die es an diesen Abenden nicht mehr ins Sternerestaurant geschafft haben gilt:

Wähle den Notruf: **EI – TOMATE – PASTA**

Mit Stellas Notfallrezepten lässt sich daraus schnell ein versorgendes und nährendes Essen zubereiten.

EIER

Küchencleverness

Mit Eiern lässt sich immer ein Essen zaubern. Stella zum Beispiel liebt Eier zum Frühstück, wenn sie weiß, dass sie eine Weile satt bleiben muss.

Eier nach dem Legen maximal zwei Wochen ohne Kühlung aufbewahren. Falls du etwas mit rohen Eiern zubereitest, müssen diese absolut frisch sein. Keine Sorge, es ist normal, wenn ein hart gekochtes Eiern am Dotter einen grünlichen Rand hat. Im Hofladen oder beim Eiermann deines Vertrauens kannst du sogar nachfragen, was die Hühner zu fressen bekommen. Je mehr Gras und frische Pflanzen statt Körner, desto mehr gute Fette und Zellschutz stecken im Ei.

Inspirationen aus der Wissenschaft

Bei Eiern denkt man heute nicht mehr an Cholesterin und schlimme Krankheiten. Ei bedeutet heute Cholin, starke Nerven und ein schönes Gehirn. Inzwischen gilt dieser Stoff als essenziell für die Zellmembranen, die Zellkommunikation und für die fehlerlose Übertragung von Nervenbotschaften. Manche sagen, er entgiftet auch und lindert Entzündungen.

Eier schenken uns das fettlösliche Vitamin D, welches lange vernachlässigt wurde. Heute meinen Wissenschaftler, dass fettarmes Essen zu wenig Vitamin D liefere. Der Zellstoffwechsel braucht es aber, auch für das Wachstum der Zellen. Wenn wir Appetit auf Eier haben, verlangen unsere Zellen vielleicht nach einer Aufbaukur.

Eier sind eine phantastische Quelle für hochwertiges Eiweiß, hautverschönernde B-Vitamine, Mineralstoffe und wertvolle Fette. Hühner, die im Freien fressen dürfen, legen Eier mit besonders viel Omega-3-Fetten, für strahlende Haut und glänzende Federn ... äh Haare.

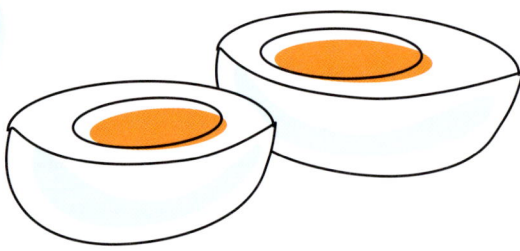

Spiegelei
(1–2 Eier pro Person)

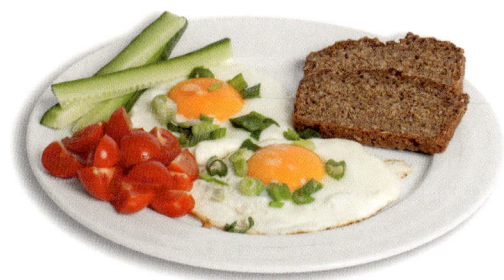

In einer Pfanne erhitzen:

1 Esslöffel Butter (oder Öl)

Ei am Rand der Pfanne aufschlagen.

Ei in die Pfanne gleiten lassen.

Ei braten, bis das Eiweiß fest ist.

Ei wenden, um die Oberseite zu braten (optional).

In der Pfanne lassen, bis die gewünschte Konsistenz erreicht ist – flüssiger Dotter oder fester Dotter.

Gekochtes Ei
(1–2 Eier pro Person)

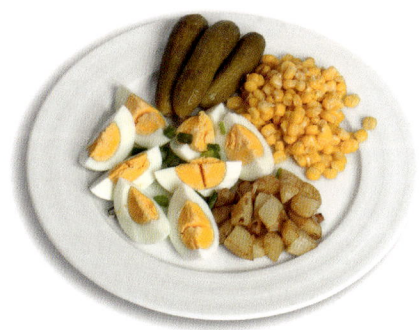

In einen Topf geben:

Genug Wasser,

um die Eier zu bedecken.

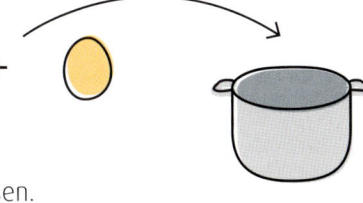

Wasser auf hoher Temperatur zum Kochen bringen.

Ei mit einem Löffel vorsichtig ins Wasser gleiten lassen.

Auf niedriger Hitze köcheln lassen.

Weichgekocht: 3–4 Minuten; Wachsweich: 6–7 Minuten; Hartgekocht: 10–12 Minuten

Wenn das Ei fertig ist, Kochwasser abgießen und mit kaltem Wasser abschrecken.

Pfannkuchen

(4 Portionen / 8–10 Stück)

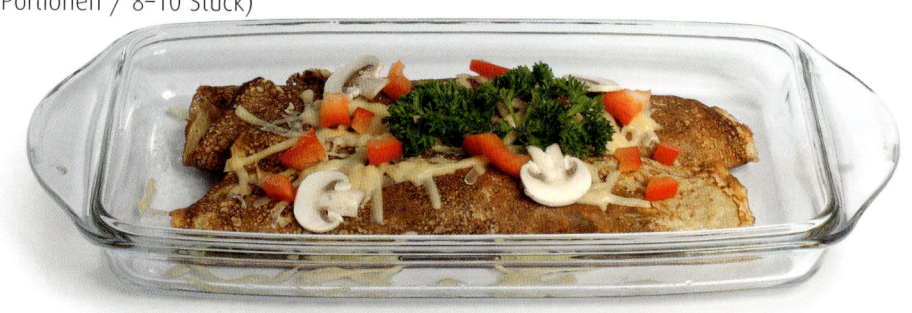

In ein hohes Gefäß (1 Liter) geben:

600 ml Milch

100 ml Mehl

100 ml Vollkornmehl

(Hafer, Roggen, Weizen oder Gerste)

100 ml kernige Haferflocken

4 Eier

1/2 Teelöffel Salz

Mit Pürierstab gut verquirlen.

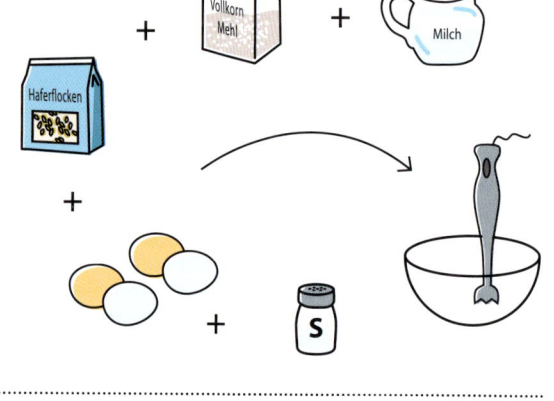

Pfanne erhitzen.

3 Esslöffel Butter schmelzen lassen

und zum Pfannkuchenteig hinzufügen.

Mit Pürierstab gut verquirlen.

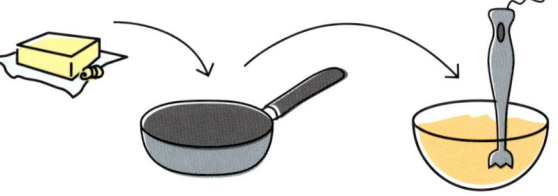

Einen Meßlöffel (ca. 100 ml) Pfannkuchenteig in die heiße Pfanne geben. Gleichmäßig in der Pfanne verteilen; für dicke Pfannkuchen mehr Teig nehmen, für dünne weniger. Wenn der Teig fest ist, wird es Zeit, den Pfannkuchen zu wenden.

> STELLAS★TIPP *Vorsicht, nicht anbrennen lassen! Vor jedem neuen Pfannkuchen wieder ein wenig Butter in die Pfanne geben. Sie wird innerhalb von Sekunden schmelzen, halte also die nächste Kelle Pfannkuchenteig bereit, damit die Butter nicht verbrennt…*

Omelett

(1–2 Eier pro Person)

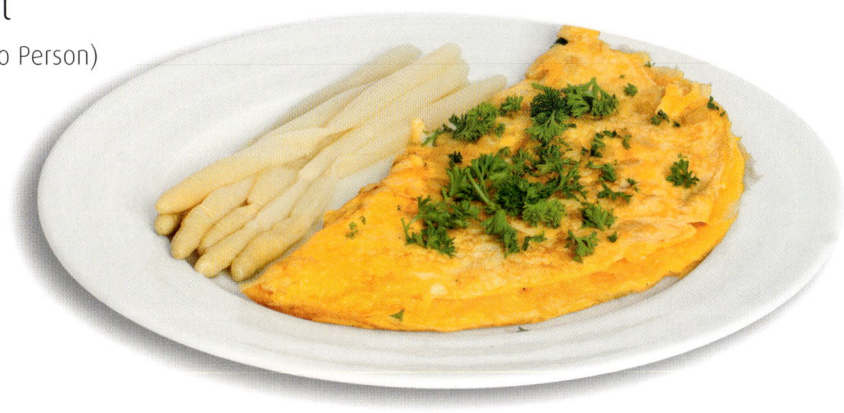

In eine Schüssel geben:

1–2 Eier (aufgeschlagen)

1–2 Esslöffel Sahne

(oder Milch, oder Wasser)

1/2 Teelöffel Salz

Gut verquirlen.

In eine heiße Pfanne geben.

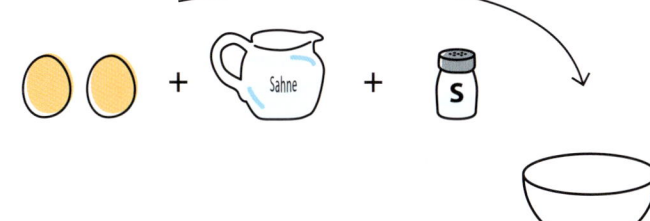

Sobald es außen fest wird, mit einem Pfannenwender vom Rand her nach innen schieben, sodass die flüssige Mischung nach außen läuft. Einige Male wiederholen, bis alles fest ist.

Der Multiplikationseffekt

★ Omelett mit Tomaten und Oregano – italienisch

★ Omelett mit Bohnen, Mais, Oregano und Kumin – mexikanisch

★ Omelett mit Weißkraut, Frühlingzwiebeln, Koriander und Knoblauch – asiatisch

★ Omelett mit Lachs und Dill – skandinavisch

★ Omelett mit Zwiebeln und Curry – indisch

★ Omelett mit Fetakäse und gegrillter Paprika – balkanisch

★ Omelett mit Zucchini, Käse, Thymian, Rosmarin und Majoran – französisch

$$4 \times 7 = 28$$

TOMATE

Küchencleverness

Tomaten brauchen Sonne, um aromatischen Geschmack und Nutrakräfte zu entwickeln. Tomaten aus dem Glas oder der Dose sind noch recht reich an Nutrastoffen und bieten phantastische Möglichkeiten für schnelle Notfallgerichte.

Meide Tomaten mit grünen Stellen. Und lagere Tomaten nicht im Kühlschrank – dort verlieren sie an Aroma und Straffheit.

Inspirationen aus der Wissenschaft

Stella cremt ihre Haut mit Sonnenschutz von innen. Lycopin heißt die Nutrakraft in der Tomate, die vor Sonnenbrand schützt und die Haut nachweislich jung hält. Normalerweise schützt die Pflanze sich selbst mit diesem Stoff vor Sonne. Je sonniger sie aufwächst, desto besser ist es also für den Tomatenesser.

Bio-Tomaten versorgen dich mit einer doppelten Portion an Zellschutzstoffen, so haben es Ernährungs- und Lebensmittelforscher berechnet. Besonders viele Zellschutzstoffe stecken in Schale und Samen – also bloß nichts wegwerfen! Noch wirksamer wird der Hautschutz, wenn die Tomate etwas gegart wird und es dazu Öl oder anderes Fett gibt In Stellas Tomatensuppe gehört also Sahne, denn das sieht nicht nur schön aus, es macht auch schön. Die Tomate bietet aber viel mehr als nur Lycopin: Gegen Zellstress liefert sie Vitamin C und E, die Zellbildung stärkt sie mit Folsäure, und für den Wasserhaushalt in der Haut gibt es Mineralstoffe wie Kalium und Magnesium.

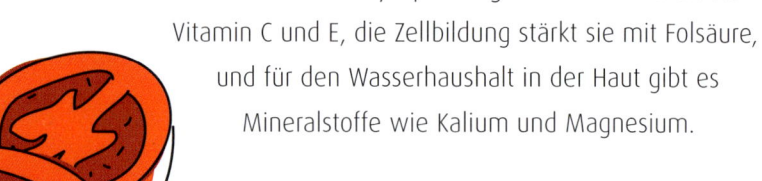

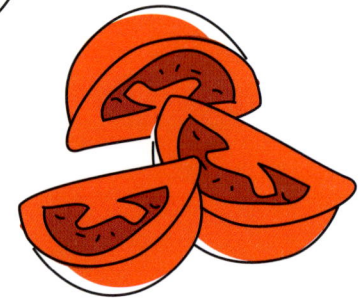

Notfall-Tomatensuppe

(2 Portionen)

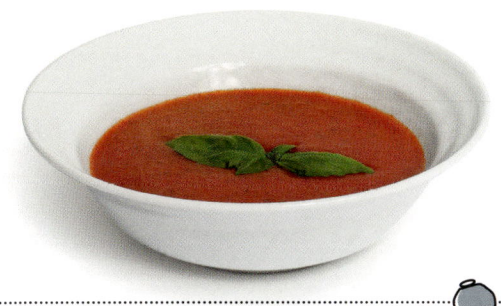

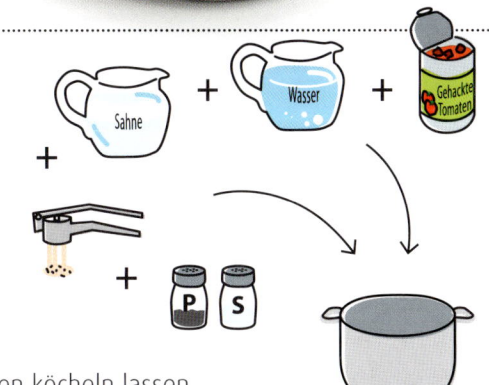

In einen Topf geben:

1 Dose (400 g) gehackte Tomaten

oder eine Packung passierte Tomaten

100 ml Wasser

2 Esslöffel Sahne (optional)

1 Knoblauchzehe, gepresst (optional)

Salz & Pfeffer

Aufkochen, dann auf niedriger Hitze 5 Minuten köcheln lassen.

Notfall-Tomatensauce

(2 Portionen)

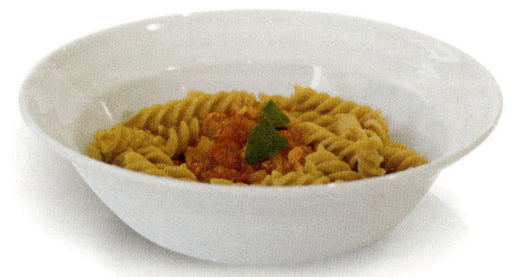

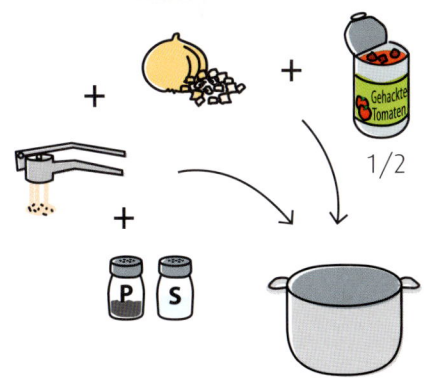

In einen Topf geben:

1/2 Dose (200 g) gehackte Tomaten

oder 1/2 Packung passierte Tomaten

1 Zwiebel, gehackt (optional)

1 Knoblauchzehe, gepresst (optional)

Salz & Pfeffer

Aufkochen, dann auf niedriger Hitze
5 Minuten köcheln lassen.

VOLLKORNPASTA

Küchencleverness

Nimm Pasta, wenn du schnell sein musst, denn in Sachen Tempo sind Nudeln ein echter Renner und übertreffen Kartoffeln, Reis oder Hafer. Nudeln bestehen meist aus Weizen, je nach Geschmack kann man aber auch Nudeln aus anderem Getreide wählen, aus Reis, Dinkel oder Roggen.

Du brauchst einen großen Kochtopf für ausreichend Nudelwasser, damit alle Nudeln bedeckt sind. Nudeln immer mit offenem Deckel kochen. Nach etwa 10 Minuten sind die meisten Nudeln »al dente«, also gerade richtig. Fisch einfach eine Nudel raus und probiere.

Nudelreste machen das Essensmanagement zum Kinderspiel. Schnell wird daraus ein Nudelsalat zum Lunch, eine Nudelpfanne mit Gemüse oder, kurz überbacken, der Auflauf fürs nächste Abendessen.

Inspirationen aus der Wissenschaft

Wenn Nudeln sich in Schale werfen, geben sie alles. Bei Vollkornnudeln ist das ganze Korn verarbeitet und die Nudel somit zur Schönheitsquelle aufgewertet. Aus der Randschicht des Getreides kommen B-Vitamine und Mineralstoffe für schöne Haut. Und die dort enthaltenen Ballaststoffe machen die Darmflora glücklich. Vollkornnudeln sind etwas dunkler in der Farbe und liefern einfach mehr Geschmack. Stella findet, dass sie auf dem Teller besser aussehen und herrlich duften.

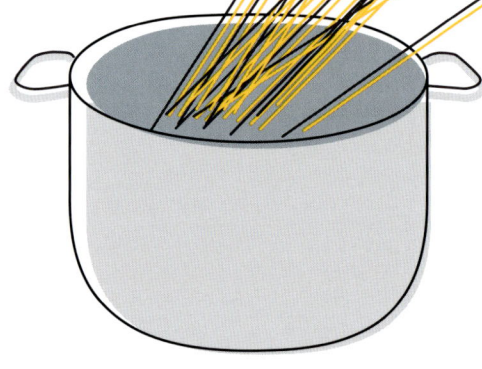

Notfall-Vollkornpasta aglio e olio

(1 Portion)

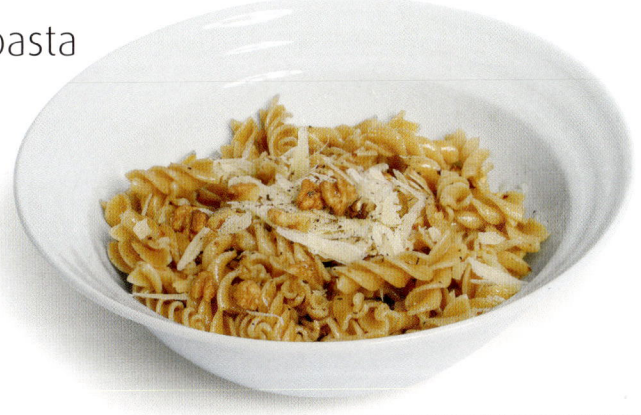

Pasta nach Anweisungen auf der Packung kochen. Rechne etwa 100 g Nudeln pro Person.

In kleine Pfanne oder Topf geben (während die Nudeln köcheln):

1 Knoblauchzehe, gepresst

1 Esslöffel Olivenöl

Salz & Pfeffer

Auf hoher Temperatur

anbraten, bis der Knoblauch leicht goldbraun wird.

Wenn die Nudeln fertig und abgegossen sind, in den Nudeltopf geben:

Heißen Öl-Knoblauch-Mix

50 ml Petersilie

(oder andere Käuter, wenn zur Hand)

Gut vermischen und servieren.

VARIATIONEN

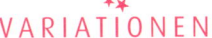

★ Reichlich frisch gemahlener Pfeffer

★ Geriebener Parmesan

★ Geriebene Zitronenschale

★ Frische Kräuter

★ Gewürzmischungen oder andere Gewürze

★ Mais untermischen

★ Thunfisch aus der Dose untermischen

★ Gekochte Bohnen untermischen

> **STELLAS ★ TIPP** ›Streu drüber‹ Nüsse und Kerne über jede Portion! Ignoriere einfach den italienischen ›Dresscode‹ und ersetze Olivenöl durch Butter. Ersetze ›aglio e olio‹ durch schlichte ›Notfall-Tomatensauce‹ oder eine der vielen ›warmen Saucen‹. Vollkornnudeln können genauso gut durch ›Gekochten Hafer‹ ersetzt werden.

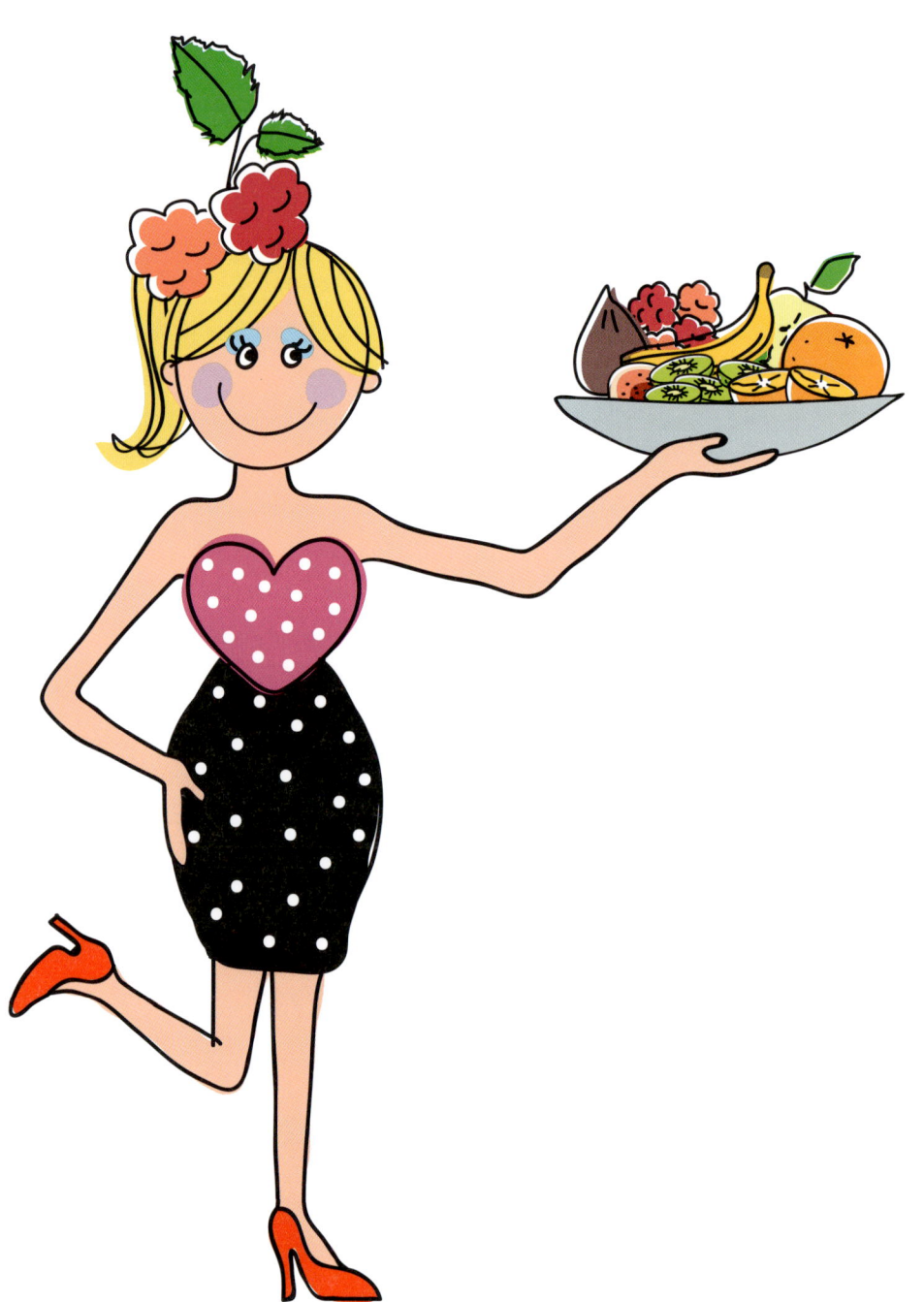

DESSERT

Küchencleverness

Das Dessert ist das i-Tüpfelchen eines guten Essens. Süßes macht selten so glücklich, wie wenn man schon fast satt ist. So ein Nachtisch soll das Glück abrunden und unerfüllte Bedürfnisse erfüllen. Stellas Desserts schmecken nicht nur traumhaft, sie nähren auch, machen satt und mit ihren Nutrastoffen versorgen sie die Schönheit. Nährende Nachtische für Haut und Haar bestehen zum Beispiel aus Hafer oder anderem Getreide, Obst, Nüssen, Sahne, Butter, Eiern, Honig, Ahorn- oder Fruchtsirup. Wer Zucker will, nimmt Zucker.

Stella steht auf spontane Desserts. Sie entscheidet meist erst nach dem Essen, ob sie noch Appetit darauf hat und auf welche Art von Nachtisch. Ihre schnellsten Lösungen sind *Joghurt-Blitzeis*, Instant-Mousse-au-Chocolat (siehe Küchencleverness Schokolade) oder einfach ein bisschen Obst.

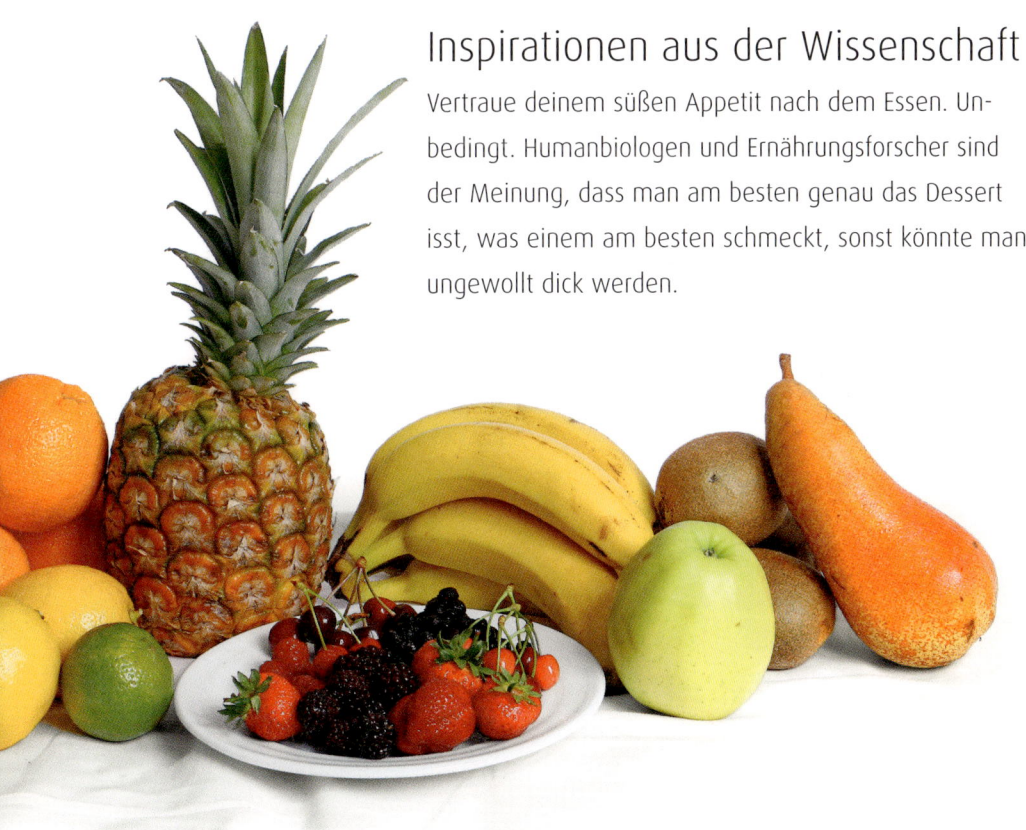

Inspirationen aus der Wissenschaft

Vertraue deinem süßen Appetit nach dem Essen. Unbedingt. Humanbiologen und Ernährungsforscher sind der Meinung, dass man am besten genau das Dessert isst, was einem am besten schmeckt, sonst könnte man ungewollt dick werden.

Clafoutis (Gebackene Beeren)
(4 Portionen)

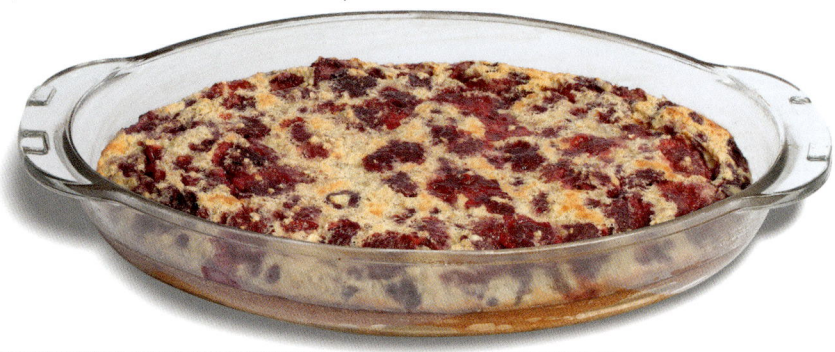

Ofenfeste Form einfetten (oder mit Backpapier
auslegen, wie beim *Bananenbrot*-Rezept):
2 Teelöffel Butter

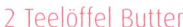

In eine Schüssel geben:
3 Eier
3 Esslöffel Zucker
1/4 Teelöffel Salz
Sorgfältig verquirlen.

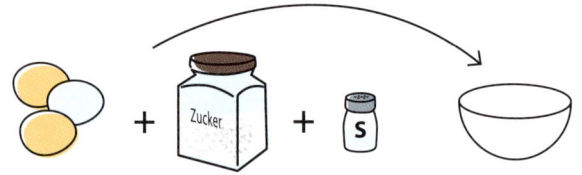

Hinzufügen:
200 ml Milch
100 ml Mehl
150 ml Haferflocken, kernig oder weich
Gut vermischen.

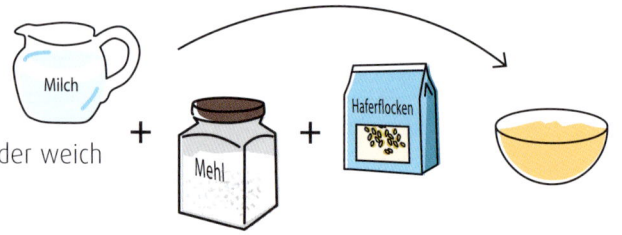

Auf dem Boden der ofenfesten Form verteilen:
250 g Himbeeren (frisch oder gefroren)
Vorsichtig Ei-Milch-Mehl-Gemisch darübergießen.

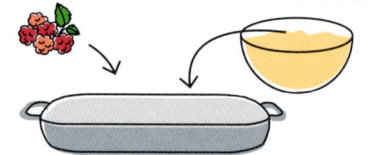

⊞ Backofen mittlere Schiene   🕐 ca. 30 Minuten oder bis goldbraun
🌡 vorgeheizt 225 °C

Wenn es zu schnell braun wird, mit Alufolie abdecken. Das Clafoutis ist fertig, wenn man mit einem scharfen Messer in die Mitte sticht und nichts an der Klinge haften bleibt.

VARIATIONEN

★ Gehackte Nüsse über die Eimischung streuen

★ Andere Beeren verwenden, z.B. Erdbeeren, Brombeeren etc.

★ Probiere es doch einmal mit Äpfeln, Birnen oder anderem Obst, das du magst

★ Mach es weihnachtlich und füge einen Teelöffel Zimt hinzu

★ Exotisch wird's mit etwas Safran

Karneval in Venedig (Orangensalat)
(4 Portionen)

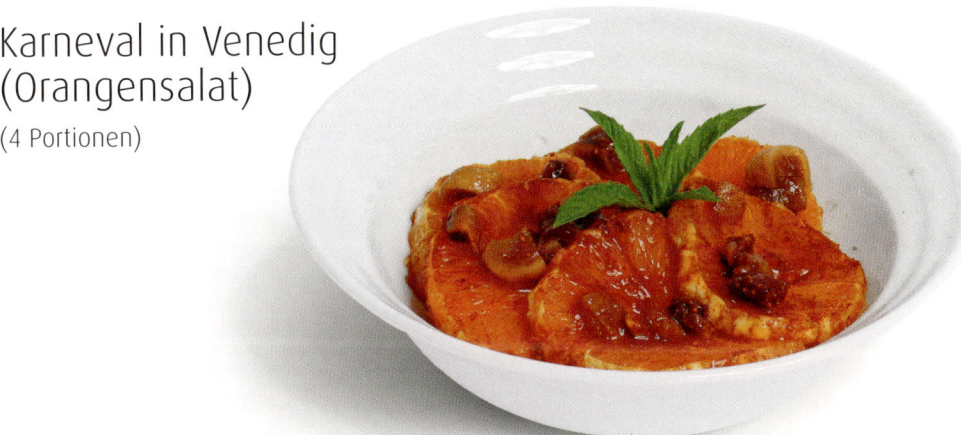

In eine Schüssel geben:

6 Orangen, in Scheiben

8 getrocknete Feigen, fein gewürfelt

3 Esslöffel Honig

1 Esslöffel Zimt

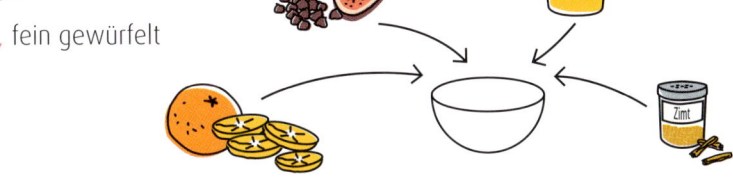

Gut vermischen.

Mindestens 4 Stunden oder einfach über Nacht stehen lassen und kalt servieren.

VARIATIONEN

★ Zimt durch 100 ml frisch gehackte Minze ersetzen

★ Gewürze wie Kardamom, Safran oder die *Kaffee-für-die-Seele*-Mischung verwenden

Apfel-Hafer-Crumble

(4 Portionen)

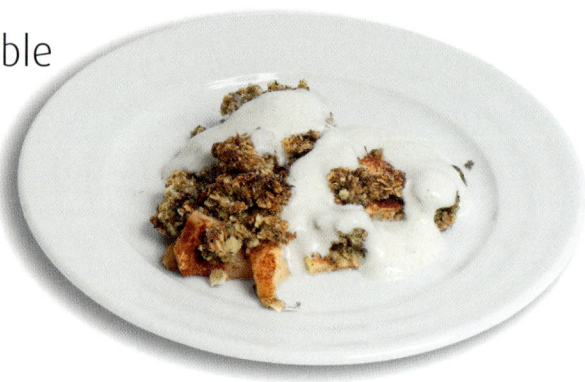

Auf dem Boden einer ofenfesten Form verteilen:

3–4 Äpfel (etwa 600 g),
geschält und in Spalten

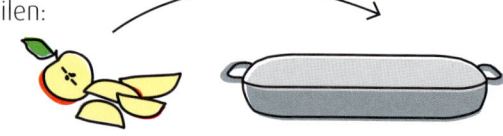

Über die Äpfel streuen:

1 Esslöffel Zimt

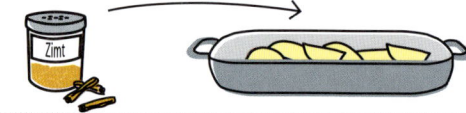

In eine Schüssel geben:

2 Esslöffel Zucker

150 ml Vollkornmehl (Sorte egal)

150 ml Haferflocken

2 Beutelinhalte Brennnesseltee

Trockenzutaten gut vermischen.

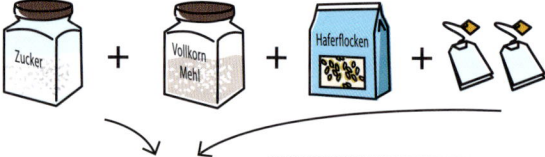

Hinzufügen:

100 g Butter, geschmolzen

Gut vermischen.

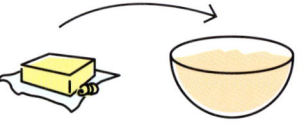

STELLAS ★ TIPP

Dreh das ›Farbrad‹! Für einen süßen Antioxidations-Kick Äpfel durch Blaubeeren oder andere Beeren ersetzen.

Streuselmischung über den Äpfeln verteilen.

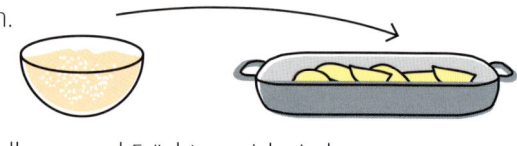

🗄 Backofen mittlere Schiene

🌡 vorgeheizt 225 °C

🕐 ca. 30–45 Minuten oder bis Streusel goldbraun und Früchte weich sind

Mit *Joghurt-Vanillesauce* servieren.

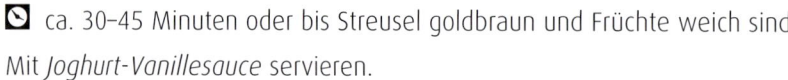

Rote Grütze
(4 Portionen)

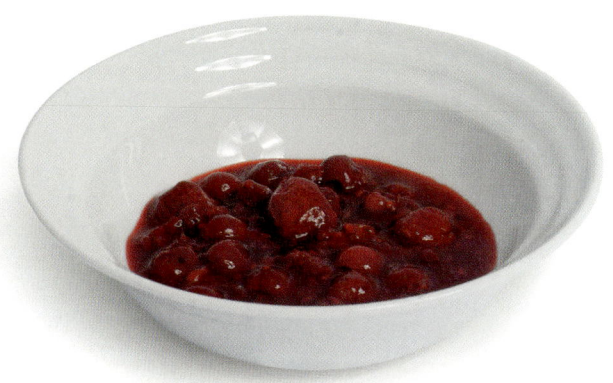

In einen Topf geben:

600 g gemischte Beeren

(frisch oder gefroren)

100 ml Wasser

50 ml Zucker

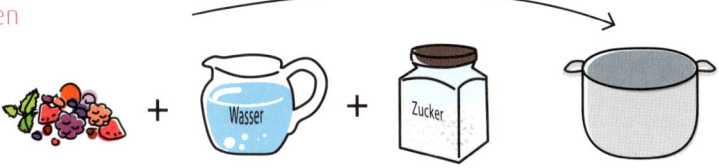

Topf auf den Herd stellen und unter Rühren aufkochen lassen. 3 Minuten köcheln lassen, gelegentlich umrühren. Schaum mit Löffel von der Oberfläche entfernen.

In kleiner separater Schüssel mischen:

1 Teelöffel Stärke (Kartoffel- oder Maisstärke)

3 Teelöffel Wasser

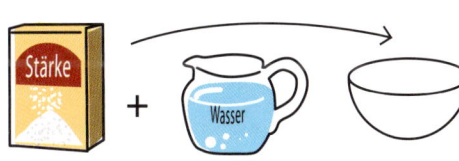

Unter Rühren die Stärkemischung in den Topf geben.

Unter Rühren 2–3 Minuten köcheln lassen.

Warm oder kalt mit frischer Sahne servieren. Beerenstark!

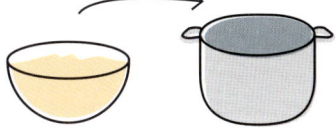

Meine Variationen…

Heißes Schoko-Obst

(4 Portionen)

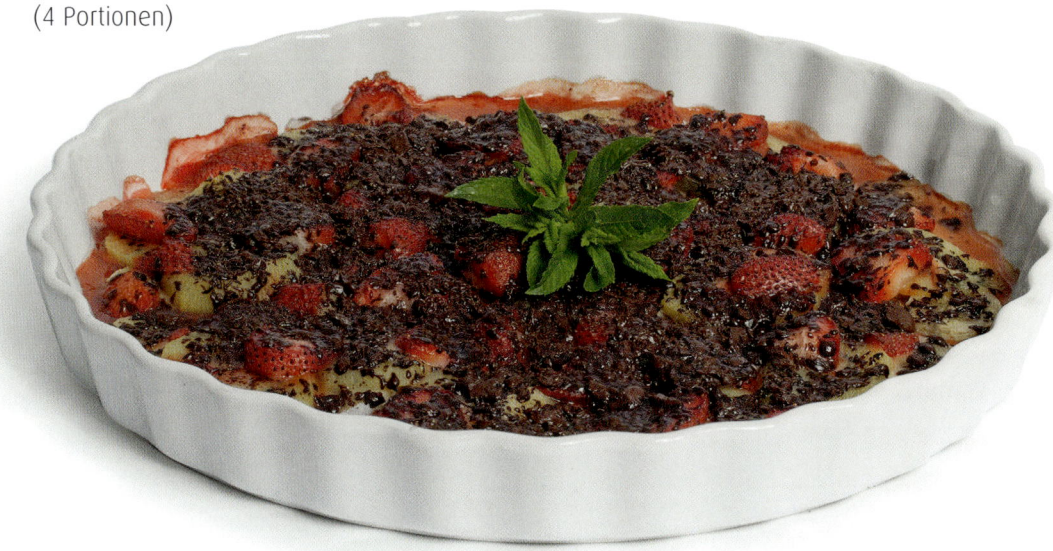

Auf dem Boden einer ofenfesten Form verteilen:

1 Banane, in Scheiben

2 Kiwis, in Scheiben

100 g Erdbeeren, in Stücken

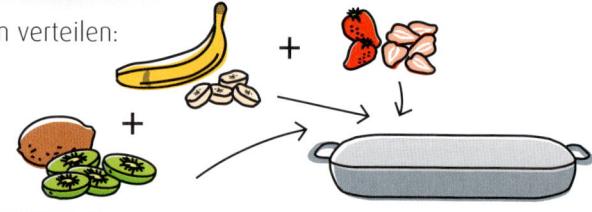

Über das Obst streuen:

100 g sehr dunkle Schokolade, gehackt

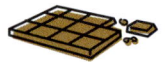

▣ Backofen mittlere Schiene   🌡 vorgeheizt 225 °C   ⏲ 20 Minuten

Warm mit *Joghurt-Vanillesauce*, Schlagsahne oder Vanilleeis servieren.

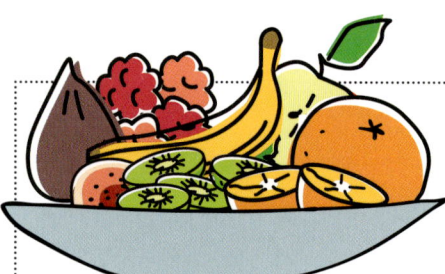

STELLAS ★ TIPP

Das ›Farbrad‹, deine Obstschale oder das Tiefkühlfach zeigen dir, mit welchen Früchten du variieren kannst.

Joghurt-Blitzeis
(4 Portionen)

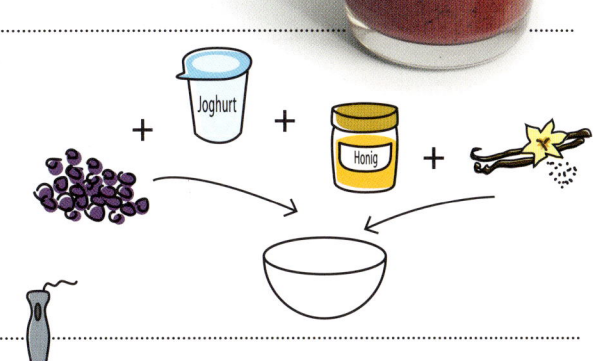

In eine Schüssel geben:

250 g Blaubeeren, gefroren

200 ml cremig dicken Naturjoghurt

3 Esslöffel Honig

1/2 Teelöffel Bio-Vanillepulver

oder das Innere von 1 Vanilleschote

Mit Pürierstab gut verquirlen.

In kleinen Schälchen sofort servieren!

Joghurt-Vanillesauce
(4 Portionen)

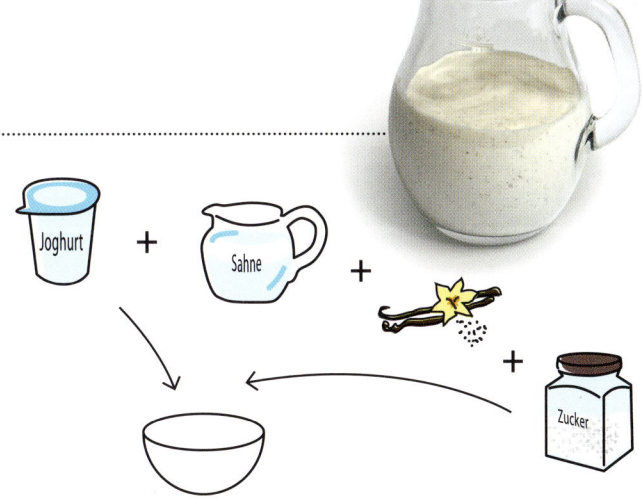

In eine Schüssel geben:

300 ml Naturjoghurt

100 ml Sahne

1/4 Teelöffel Bio-Vanillepulver

oder das Innere von

1 Vanilleschote

2 Esslöffel Zucker

Gut vermischen.

Als Dessert servieren oder als Sauce zu anderen Desserts.

Himbeer-Bananen-Kuchen

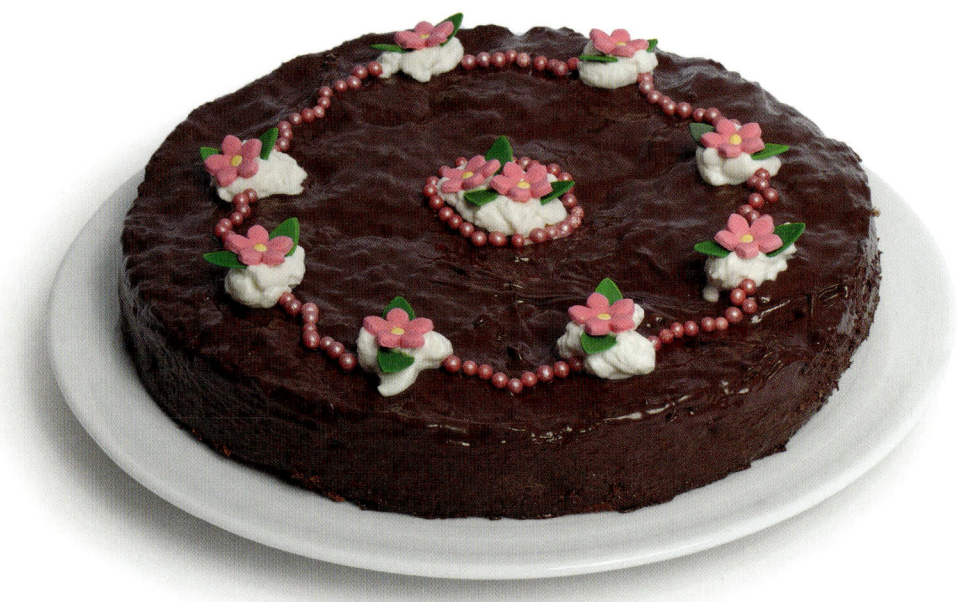

Mit diesem Kuchen lässt sich richtig Eindruck schinden!

....

Rezept für *Himmlische-Himbeere-Version vom Bananenbrot* befolgen und mit zusätzlich
200 g gefrorenen Himbeeren zubereiten.
Statt der Kastenform eine runde Kuchenform verwenden.
Kuchen auskühlen lassen.

....

Dunkle Schokolade in einer Schüssel schmelzen,
die in einem Topf mit heißem Wasser steht.
(Wenn man Schokolade direkt auf
dem Herd erhitzt, wird sie körnig
und gar nicht schön.)

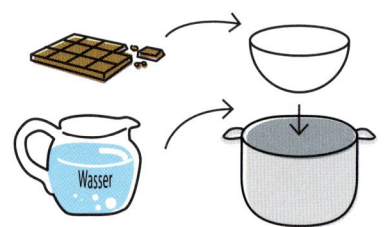

....

Kuchen mit dunkler Schokolade überziehen und dekorieren.

....

Genieße die Schönheit deines Kuchens und führe dir dann mit einem Lächeln auf den
Lippen dein Stück davon zu Gemüte!

SCHOKOLADE

Küchencleverness

Schokolade steckt voller Nutrakraft, je höher der Kakaoanteil, desto besser. Für Stella fängt das richtige Schokoladenerlebnis erst ab 60 Prozent an. Sie achtet beim Kauf von Kakaopulver darauf, dass Kakao die einzige Zutat ist und keine Aromen zugesetzt sind. Kakaopulver ist herrlich aromatisch und steckt voll bitterer Schutzstoffe. Vermischt mit warmer oder kalter Milch, ist es ein leckeres Getränk. Schon die Azteken mischten Kakao zu einem anregenden Trank namens Xocoatel – allerdings mit Wasser und Chili.

Sei deine eigene Schokoladenfabrik und kreiere luxuriöse Pralinen, ganz individuell, nach der Anleitung auf der folgenden Seite. Für ein schnelles und umwerfendes Dessert schlage einfach Kakaopulver mit der doppelten Menge Sahne auf, dazu Honig oder Zucker. Fertig ist das Instant-Mousse-au-Chocolat.

Inspirationen aus der Wissenschaft

Stella sagt, Schokolade macht glücklich. Die Wissenschaft sagt, Schokolade macht jung und schön.

Kakao nährt die Zellen mit Mineralstoffen, vor allem mit ganz viel vom begehrten Zink und Magnesium, und versorgt sie mit einigen Vitaminen. Bitterstoffe aus der Kakaobohne, sogenannte Polyphenole, betreiben Zellschutz auf höchstem Niveau. Sie fangen freie Radikale, lindern Entzündungserscheinungen und dienen damit als Anti-Aging-Mittel.

Mit richtigem Kakao führt Schokolade also nicht nur zum glückseligen Lächeln, sondern auch zu jungen und schönen Zellen.

Glücksperlen

(30–40 Stück)

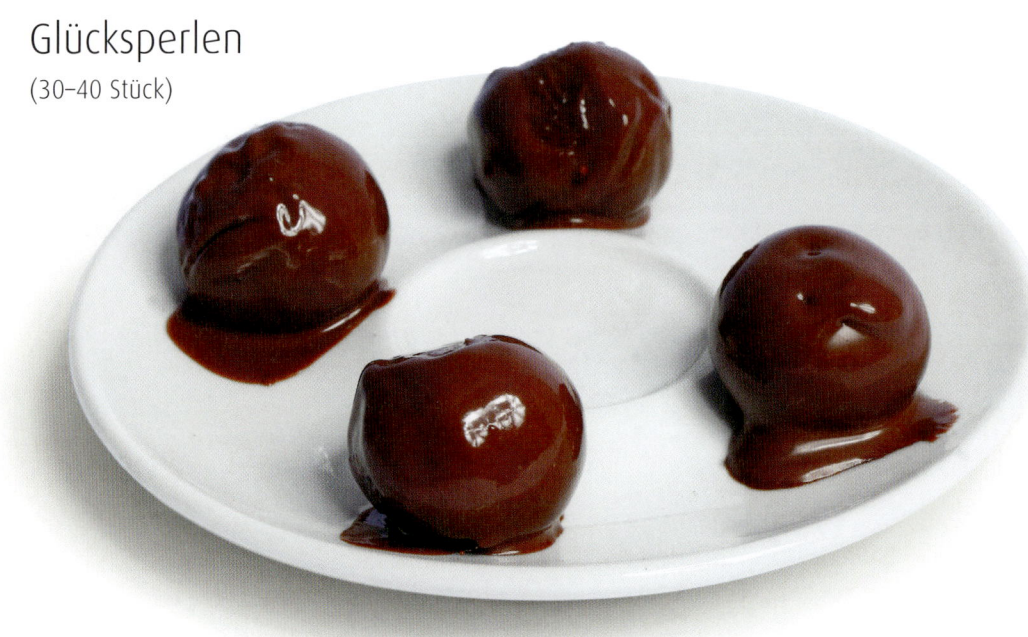

Diese Perlen sind etwas zeitaufwendiger – aber es lohnt sich! Und das Beste daran, ist der Nutrareichtum all der Köstlichkeiten darin...

Bei diesem Rezept empfiehlt es sich, eine Küchenmaschine zu verwenden, da der Mix gern in den Klingen des Pürierstabs festhängt.

Auf einem Brett oder mit der Küchenmaschine grob hacken:

100 ml Mandeln und Walnüsse

Nussmix in eine Schüssel oder in die Küchenmaschine geben.
Nüsse mit Pürierstab oder Küchenmaschine zu winzig kleinen Partikeln verarbeiten.

Zu Nussmix geben:

100 ml getrocknete Feigen, gehackt

50 ml Honig

50 ml Sahne

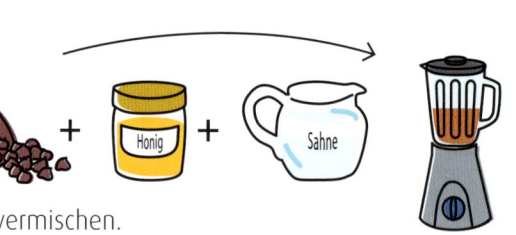

Mit Pürierstab oder Küchenmaschine gut vermischen.

Hinzufügen:

250 ml Haferflocken

Mit Pürierstab oder Küchenmaschine sorgfältig vermischen.
Daumennagelgroße Bällchen formen. Fertig.
Im Kühlschrank oder Gefrierfach aufbewahren.

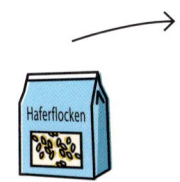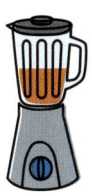

VARIATIONEN

Engelstränen

Glücksperlen-Rezept befolgen und hinzufügen:

1 Esslöffel Kardamom

Schale von 1/2 Orange, fein gehackt oder
gerieben

Teuflisch Gut

Glücksperlen-Rezept befolgen und hinzufügen:

2 Esslöffel Sahne

100 ml Kakaopulver

1 Esslöffel Chili

(Wer Angst vor der teuflischen Wirkung
hat, probiert es erst einmal mit 1/4 oder
1/2 Esslöffel.)

STELLAS ★ TIPP

*Für den professionellen Trüffel-Look
wälze die Perlen in Kakaopulver – das
gibt einen großen Auftritt und schenkt
besonderen Glückseffekt. Schmelze
dunkle oder weiße Schokolade und
überziehe die Perlen damit. Sei völlig
verrückt und erfinde deine ganz persönlichen kreativen Lieblingsperlen mit
Safran (1/8 Teelöffel reicht), Muskatnuss, schwarzem Pfeffer, getrockneten
Erdbeerflocken etc.*

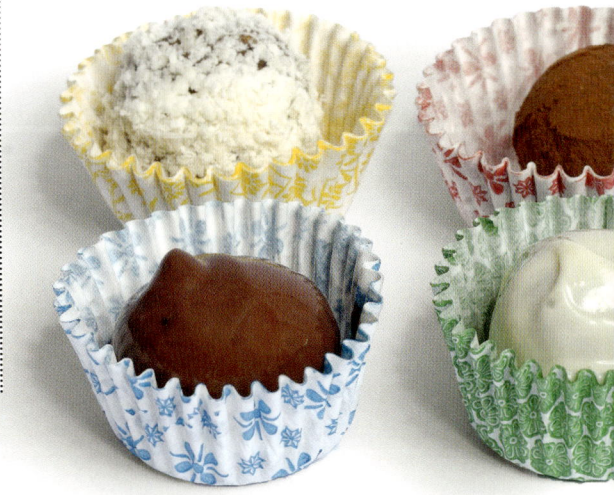

CLEVERES RESTFEST

Mehr aus wenig macht Stella, indem sie die Reste des Essens nicht wegwirft, sondern ein neues Gericht aus ihnen zaubert. Es gehört sich für sie, respektvoll mit dem Ressourcen unseres Planeten umzugehen. Schließlich gibt es auch Menschen, die nicht so einen Überfluss an Essen haben, wie sie. Der Nebeneffekt ist perfekt: Sie spart wirklich Zeit, wenn sie beispielsweise aus einem Huhn, 3 Abendessen macht! Immer das Gleiche zu essen langweilt Stella allerdings. Schicker findet sie es, das Essen von gestern in das Outfit von heute zu kleiden. Hier folgen einige ihrer Reste-Klassiker:

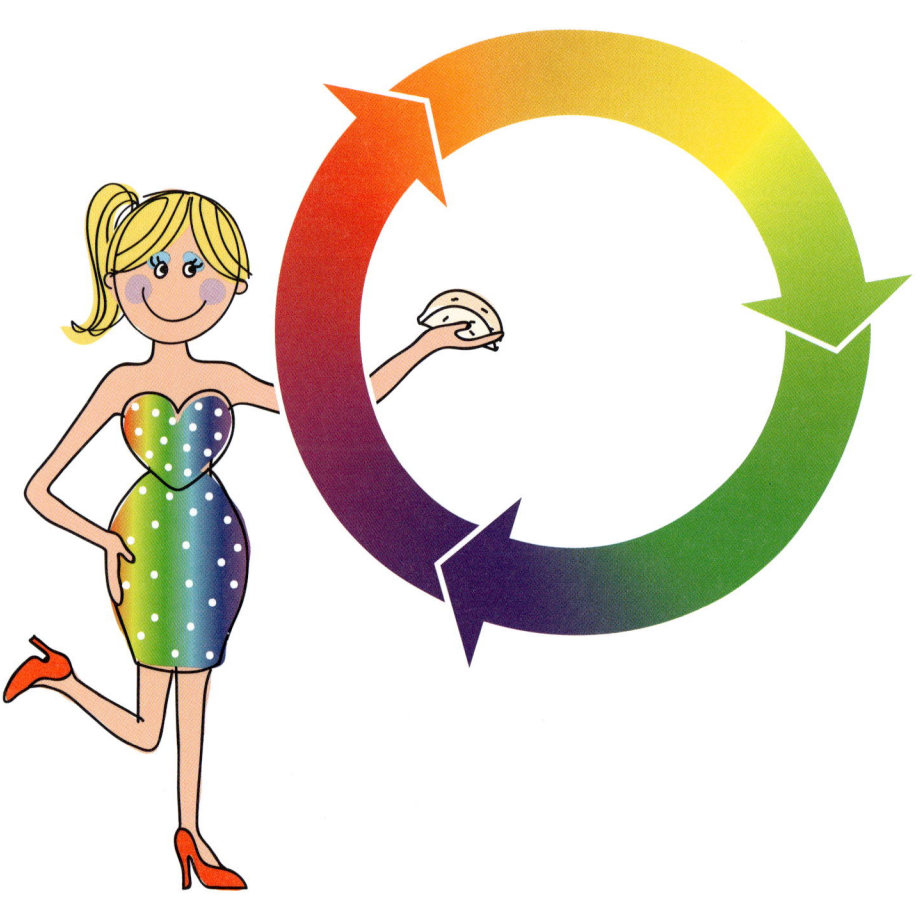

Omelett

Gehackte Zwiebeln in einer Pfanne anbraten, bis sie weich und glasig sind. Übriggebliebenes Fleisch, Hühnchen oder Gemüse gewürfelt hinzufügen. Verquirltes Ei (2–3 Eier pro Person) darübergießen. Herd auf niedrige Hitze schalten. Etwas geriebenen Käse darüberstreuen (optional) und zusammenklappen. Servieren, sobald das Ei durch und der Käse geschmolzen ist.

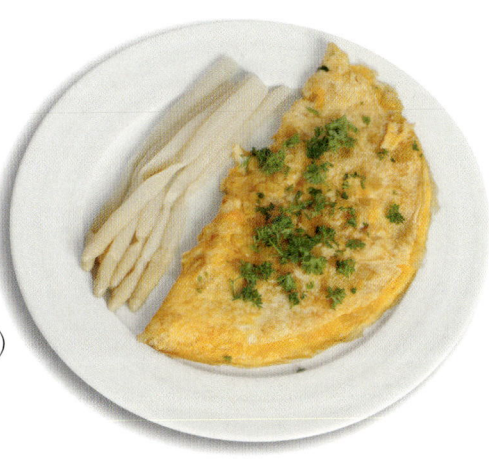

Tortillas/Quesadillas

Gehackte Zwiebeln in einer Pfanne anbraten, bis sie weich und glasig sind. Reste wie Fleisch, Hühnchen oder Gemüse gewürfelt hinzufügen. Gewürze hinzufügen. Mischung mit geriebenem Cheddarkäse in eine rustikale Tortilla geben. In Pfanne erhitzen, bis der Käse geschmolzen ist (oder in einem Sandwichtoaster). Mit Guacamole, cremigem Joghurt oder Hummus servieren.

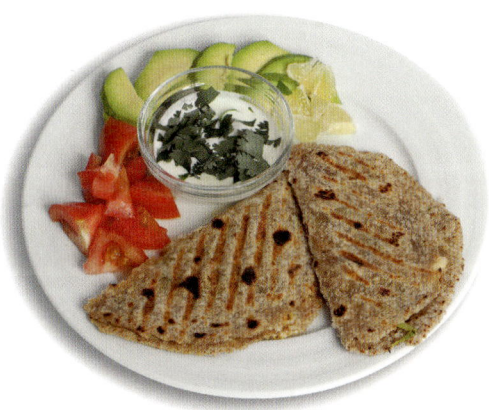

Gefüllte Pfannkuchen

Reste erhitzen und 1–2 Teelöffel Sahne hinzufügen (optional). Pfannkuchen mit der Mischung füllen. Aufrollen und in eine ofenfeste Form geben. Mit geriebenem Käse bestreuen und ein paar Minuten in den Backofen geben. Mit einem schönen Salat servieren.

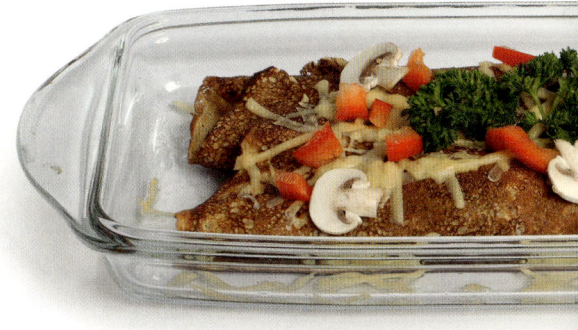

Reste-Suppe

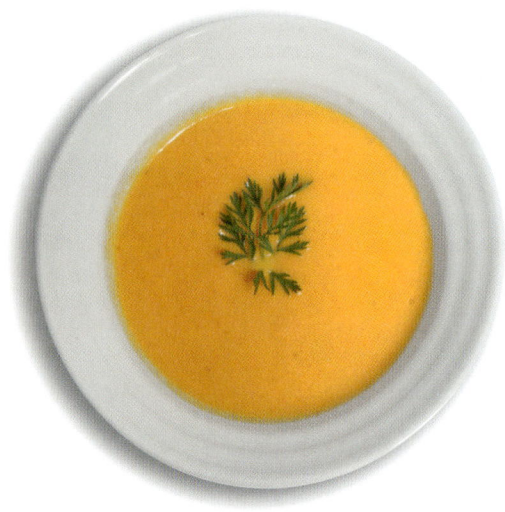

Stellas Brühe (oder eine Wasser-Brühe-Mischung) in einen großen Topf geben. Reste zusammen mit Gemüse (was gerade im Haus ist) hinzufügen und köcheln lassen, bis das Gemüse gar ist. Mit Pürierstab zu einer cremigen Konsistenz verhelfen und genießen. Wenn die Farbe zu langweilig ist, mit »essbarem Rouge« nachhelfen: etwas Tomatenmark, ein kleines bisschen Kurkuma oder milde getrocknete rote Chilis.

Gefüllte Paprika

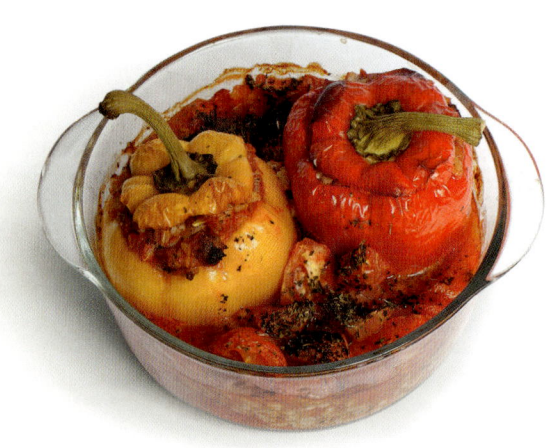

In einer großen Schüssel gewürfeltes übriggebliebenes Fleisch und Gemüse mit gekochtem Hafer und Pizzatomaten mischen. Paprika mit der Mischung füllen (Kerne vorher entfernen). Restliche Pizzatomaten um die Paprika herum verteilen. Im Ofen (200 °C) backen, bis die Paprika weich ist und fabelhaft duftet. Gewürze wie Knoblauch, getrockneter Oregano, Minze und Basilikum eignen sich hervorragend für dieses Gericht.

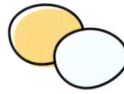
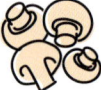
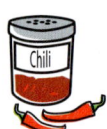

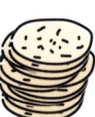

Gulaschsuppe

Gehackte Zwiebeln in einer Pfanne anbraten,
bis sie weich und glasig sind. 2 Teelöffel Paprika edelsüß, 2 Esslöffel Tomatenmark, 1 Liter
Brühe (oder eine Wasser-Brühe-Mischung) und
4 gewürfelte Kartoffeln hinzufügen. Alles 10–15
Minuten köcheln lassen, bis die Kartoffeln
weich sind. Dann übriggebliebenes Fleisch und
gewürfeltes Gemüse hinzugeben und wieder
erhitzen. Mit einem Klecks saurer Sahne oder
cremigem Joghurt auf jedem Teller servieren.

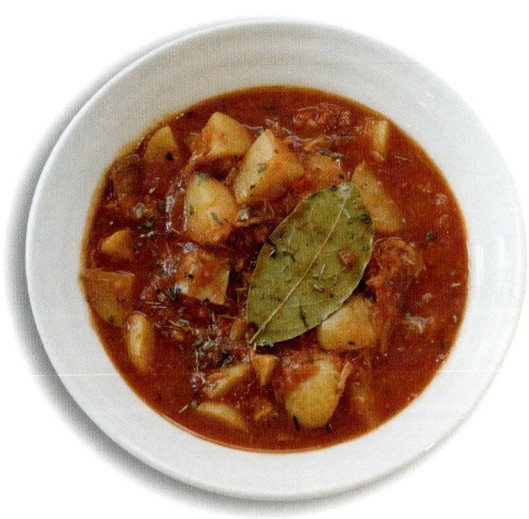

Pytt-i-panna –
Tu's in die Pfanne

Gehackte Zwiebel in einer Pfanne anbraten.
Übriggebliebene Kartoffeln und Fleisch wür-
feln. Zu Zwiebeln hinzufügen und erhitzen. Mit
einem Spiegelei darauf und eingelegter Rote
Bete und Gurke als Beilage servieren.

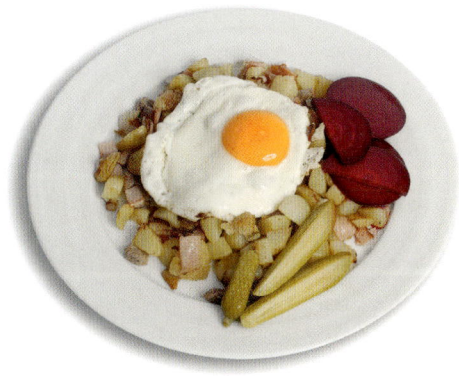

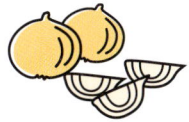
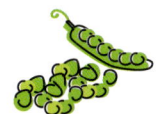
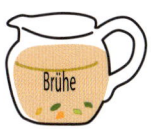
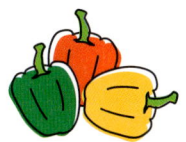

REZEPTREGISTER

LITERATUR

Dieses Buch ist ein Motivationsbuch zur Küchencleverness, zum Essen und Versorgen. Unser Ziel ist es nicht, die Wirksamkeit von Nährstoffen zu belegen. Die gesundheitlichen Wirkungen der Lebensmittel bzw. der Nährstoffe sind beispielhaft und als Motivation zu verstehen und erheben keinen Anspruch auf Vollständigkeit. Sämtliche Informationen in diesem Buch sind auf ihre Richtigkeit geprüft. Wir geben hier eine Auswahl von Studien, für im Text spezifisch angeführte wissenschaftliche Erkenntnisse sowie einen Auszug der Literatur zu den Ansätzen der Ehrlich Essen Methode.

AUSZUG LITERATUR ZUR EHRLICH ESSEN METHODE

Bacon L, Matz J: Intuitive eating: enjoy your food, respect your body. Diabetes Self Manag. 2010 Nov–Dec; 27(6): 44–45, 47–48, 51.

Bacon L, Stern JS, Van Loan MD et al: Size acceptance and intuitive eating improve health for obese, female chronic dieters. J Am Diet Assoc. 2005; 105: 929–936.

Brunstrom JM, Mitchell GL: Flavor-nutrient learning in restrained and unrestrained eaters. Physiology & Behavior 90 (2007): 133–141.

Cole RE, Horacek T: Effectiveness of the »My Body Knows When« intuitive-eating pilot program. Am J Health Behav. 2010 May–Jun; 34(3): 286–297.

Eberle U, Fritsche UR, Hayn D et al: Umwelt-Ernährung-Gesundheit. Beschreibung der Dynamiken eines gesellschaftlichen Handlungsfeldes. Ernährungswende. Diskussionspapier Nr. 1 / Februar 2004.

Engelhard CL, Garson A Jr, Dorn S: Reducing obesity: policy strategies from the tobacco wars. Methodist Debakey Cardiovasc J. 2009; 5(4): 46–50.

Goff SA, Klee HJ: Plant Volatile Compounds: Sensory Cues for Health and Nutritional Value? Science. 2006 Feb; 311(5762): 815–819.

Grimm HU: Die Kalorienlüge. Über die unheimlichen Dickmacher aus dem Supermarkt. Stuttgart, Dr. Watson Books Verlag 2009.

Grimm HU, Ubbenhorst B: Echt künstlich. Das Dr. Watson Handbuch der Lebensmittel-Zusatzstoffe. Stuttgart, Dr. Watson Books Verlag 2006.

Hölling H, Schlack R: Eating disorders in children and adolescents. First results of the German Health Interview and Examination Survey for Children and Adolescents (KiGGS). Bundesgesundheitsblatt Gesundheitsforschung Gesundheitsschutz. 2007 May–Jun; 50(5–6): 794–799.

Kelly B, Smith B, King L: Television food advertising to children: the extent and nature of exposure. Public Health Nutr. 2007 Nov; 10(11): 1234–1240.

Leidy HJ, Lepping RJ, Savage CR: Neural responses to visual food stimuli after a normal vs. higher protein breakfast in breakfast-skipping teens: a pilot fMRI study. Obesity. 2011 Oct; 19(10): 2019–2025.

Lemmens SG, Born JM, Rutters F: Dietary Restraint and Control Over »Wanting« Following Consumption of »Forbidden« Food. Obesity. 2010 Oct; 18(10): 1926–1931.

Lenz M, Richter T, Mühlhauser I: The morbidity and mortality associated with overweight and obesity in adulthood: a systematic review. Dtsch Arztebl Int. 2009 Oct; 106(40): 641–648.

Levitsky DA, Pacanowski CR: Free will and the obesity epidemic. Public Health Nutr. 2011 Sep; 19: 1–16.

Makino M, Tsuboi K, Dennerstein L: **Prevalence of Eating Disorders: A Comparison of Western and Non-Western Countries.** Medscape General Medicine 6(3), 2004.

Mathieu J: **What should you know about mindful and intuitive eating?** J Am Diet Assoc. 2009 Dec; 109(12): 1982-1987.

McCrory MA, Campbell WW: **Symposium – Eating Patterns and Energy Balance: A Look at Eating Frequency, Snacking, and Breakfast Omission. Effects of Eating Frequency, Snacking, and Breakfast Skipping on Energy Regulation: Symposium Overview.** J. Nutr. 2011 Jan; 141(1): 144–147.

Neff KD, Vonk R: **Self-compassion versus global self-esteem: two different ways of relating to oneself.** J Pers. 2009 Feb; 77(1): 23–50.

Peters A, Kubera B, Hubold C et al: **The selfish brain: stress and eating behavior.** Front Neurosci. 2011; 5: 74.

Schnögl S, Zehetgruber R, Danninger S et al. (Initiative Geschmacksbildung, BEST Training Universität Kassel, aid infodienst): **Handbuch Food Literacy.** http://www.food-literacy.org. Download: http://www.gutessen.at/uploads/FL_guidelines_de.pdf (26.01.2012).

AUSZUG LITERATUR ZU NÄHR- UND NUTRASTOFFEN

Astbury NM, Taylor MA, Macdonald IA: **Breakfast consumption affects appetite, energy intake, and the metabolic and endocrine responses to foods consumed later in the day in male habitual breakfast eaters.** J Nutr. 2011 Jul; 141(7): 1381–1389.

Axelsson J, Sundelin T, Ingre M et al: **Beauty sleep: experimental study on the perceived health and attractiveness of sleep deprived people.** BMK 2010; 341: c6614.

Collagen creams top survey of experts' pet pseudo-science hates. Square Roots. Magazin der School of Pharmacy, University of London. 2011 Spring; 10: 4.

Di Giuseppe R, Di Castelnuovo A, Centritto F: **Regular Consumption of Dark Chocolate Is Associated with Low Serum Concentrations of C-Reactive Protein in a Healthy Italian Population.** J. Nutr. 2008 Oct; 138(10): 1939–1945.

Fuhrmann B, Volkova N, Rosenblatt M: **Lycopene Synergistically Inhibits LDL Oxidation in Combination with Vitamin E, Glabridin, Rosmarinic Acid, Carnosic Acid, or Garlic.** Antioxid Redox Signal. 2000; 2(3): 491–506.

Jacobs DR, Gross MD, Tapsell LC: **Food synergy: an operational concept for understanding nutrition.** Am J Clin Nutr. 2009; 89(suppl): 1543S–1548S.

Navas-Carretero S, Perez-Granados AM, Sarria B: **Oily Fish Increases Iron Bioavailability of a Phytate Rich Meal in Young Iron Deficient Women.** J Am Coll Nutr. 2008 Feb; 27(1): 96–101.

Rennard BO, Ertl RF, Gossman GL et al.: **Chicken Soup Inhibits Neutrophil Chemotaxis In Vitro.** Chest. 2000; 118: 1150–1157.

Schroeter H, Heiss C, Balzer J: **(-)-Epicatechin mediates beneficial effects of flavanol-rich cocoa on vascular function in humans.** PNAS. 2006 Jan; 103(4): 1025.

Unlu NZ, Bohn T, Clinton SK, Schwartz SJ: **Carotenoid absorption from salad and salsa by humans is enhanced by the addition of avocado or avocado oil.** J. Nutr. 2005 Mar; 135(3): 431–436.

Vallverdu-Queralt A, Medina-Remon A, Casals-Ribes I et al.: **A Metabolomic Approach Differentiates between Conventional and Organic Ketchups.** J Agric Food Chem. 2011 Nov; 59(21): 11703–11710.

Watzl B, Leitzmann C: **Bioaktive Substanzen in Lebensmitteln.** Stuttgart, Hippokrates 2005.